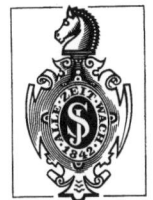

Koronare Herzkrankheit II

Fragen – Antworten

Zusammengestellt
und bearbeitet von F. Sesto

Mit 13 Abbildungen

Springer-Verlag
Berlin Heidelberg New York Tokyo

Dr. med. Fred Sesto
Otto-Beck-Straße 14, D-6800 Mannheim 1

ISBN-13:978-3-540-16136-3   e-ISBN-13:978-3-642-70934-0
DOI: 10.1007/978-3-642-70934-0

CIP-Kurztitelaufnahme der Deutschen Bibliothek. *Sesto, Fred:* Koronare Herzkrankheit : Fragen – Antworten / zsgest. u. bearb. von F. Sesto. - Berlin ; Heidelberg ; New York ; Tokyo : Springer ²(1986).
ISBN-13:978-3-540-16136-3

Das Werk ist urheberrechtlich geschützt. Die dadurch begründeten Rechte, insbesondere die der Übersetzung, des Nachdruckes, der Entnahme von Abbildungen, der Funksendung, der Wiedergabe auf photomechanischem oder ähnlichem Wege und der Speicherung in Datenverarbeitungsanlagen bleiben, auch bei nur auszugsweiser Verwertung, vorbehalten. Die Vergütungsansprüche des § 54, Abs. 2 UrhG werden durch die „Verwertungsgesellschaft Wort", München, wahrgenommen.

© by Springer-Verlag Berlin Heidelberg 1986

Die Wiedergabe von Gebrauchsnamen, Handelsnamen, Warenbezeichnungen usw. in diesem Werk berechtigt auch ohne besondere Kennzeichnung nicht zu der Annahme, daß solche Namen im Sinne der Warenzeichen- und Markenschutz-Gesetzgebung als frei zu betrachten wären und daher von jedermann benutzt werden dürften.

Produkthaftung: Für Angaben über Dosierungsanweisungen und Applikationsformen kann vom Verlag keine Gewähr übernommen werden. Derartige Angaben müssen vom jeweiligen Anwender im Einzelfall anhand anderer Literaturstellen auf ihre Richtigkeit überprüft werden.

Gesamtherstellung: Appl, Wemding
2119/3140-543210

Zum Geleit

Unter den Todesursachen der zivilisierten Völker liegen die Herz- und Gefäßkrankheiten seit etwa 50 Jahren eindeutig an der Spitze. Davon nehmen die degenerativen Gefäßerkrankungen, also die Atherosklerose, mit etwa 95% die absolute Mehrheit für sich in Anspruch. Unter den atherosklerotischen Folgekrankheiten spielt die koronare Herzerkrankung die größte Rolle. In den USA erleiden pro Jahr etwa 1 Mio. Patienten „Herzattacken"; von den damit in Zusammenhang stehenden etwa 700000 Todesfällen geschehen 400000 in Form des plötzlichen, unerwarteten Herztodes. In knapp 50% sind dann Menschen vor dem 65. Lebensjahr betroffen.
Die entsprechende Zahl für die Bundesrepublik Deutschland liegt seit 1972 bei 500000-600000 Erkrankungen pro Jahr mit ca. 125000-130000 Todesfällen. 1976 waren 47,2% aller Sterbefälle in der BRD auf Krankheiten des Kreislaufsystems zurückzuführen. Dabei nahmen die Todesfälle infolge von Herzdurchblutungsstörungen mit insgesamt 138900 Fällen (+5700) und der hierunter fallende Herzmuskelinfarkt mit 77700 Fällen (+2200) wieder deutlich zu, und zwar bei Frauen relativ stärker als bei Männern. Die Zahl der plötzlichen, unerwarteten Herztodesfälle läßt sich nur schätzen, sie dürfte bei ca. 50000 liegen. Ähnliche statistische Angaben liegen für die meisten Industrienationen vor [45].

Verzeichnis der Fragen

1. Ist die Koronarsklerose als häufigste Ursache der koronaren Herzerkrankung tatsächlich nur eine Folge der modernen Lebensweise und der mit ihr verbundenen bekannten Risikofaktoren? *1*

2. Gibt es eine allgemeingültige Definition der koronaren Versorgungstypen? *3*

3. Wie werden Rechts- und Normalversorgungstyp interpretiert? *4*

4. In welcher Beziehung stehen die Koronararterien zum Myokard? *6*

5. Welcher Unterschied besteht zwischen Anastomosen und Kollateralen im Koronarsystem? *8*

6. Welches sind die Hauptlokalisationen der interkoronaren Anastomosen? *10*

7. Was sind „präformierte" Anastomosen? *11*

8. In welchem Ausmaß schützt ein gut ausgebildeter Kollateralkreislauf das Herz vor dem Infarktgeschehen? *12*

9. Über welche Koronargefäße wird das Erregungsbildungs- und -leitungssystem mit Blut versorgt? *13*

10. Welches sind die Grundlagen für die Entwicklung einer Myokardnekrose bzw. eines Myokardinfarkts? *15*

11. Ist die Thrombose Ursache oder Folge eines Koronarverschlusses? *16*

12. Was versteht man unter dem Begriff „coronary small vessel disease"? *17*

13. Von welchen Faktoren hängt die Prognose der koronaren Herzkrankheit ab? *18*

14. Welche Rolle spielen Topik und Morphologie verkalkter Gefäßabschnitte für die Hämodynamik von Stenosen? *20*

15. Was versteht man unter einem koronaren Stealsyndrom? *22*

16. Was versteht man unter einem Dressler-Syndrom? *23*

17. Was ist ein Postkardiotomiesyndrom? *24*

18. Sind auch Patienten mit einer Eingefäßerkrankung vom koronaren Tod bedroht? *25*

19. Ist die Koronarsklerose ein unabwendbarer progressiver Prozeß, oder kann es auch zu Regressionen kommen? *26*

20. Wie kann man eine Regression des koronarsklerotischen Prozesses erklären? *27*

21. Was versteht man unter einer „fixierten" Koronarstenose? *28*

22. Was ist unter einer „dynamischen Koronarstenose" zu verstehen? *29*

23. Wie kann man im Hinblick auf die Pathologie der Koronarsklerose eine Vasokonstriktion innerhalb eines stenosierten Gefäßabschnitts erklären? *30*

24. Besteht ein Unterschied zwischen „fixierter" und „dynamischer" Koronarstenose hinsichtlich der Auslösung eines Angina-pectoris-Anfalls? *31*

25. Sind die auslösenden Faktoren von Koronarspasmen inzwischen bekannt? *32*

26. Unter welchen Standardbedingungen soll bei Verdacht auf eine koronare Herzerkrankung eine Ergometrie vorgenommen werden? *33*

27. Wie zuverlässig ist der Belastungstest für die Diagnose einer koronaren Herzerkrankung? *35*

28. Welches sind die Kontraindikationen für den Belastungstest bei Verdacht auf eine koronare Herzkrankheit? *36*

29. Welche EKG-Merkmale sprechen gegen das Vorliegen einer koronaren Herzkrankheit? *37*

30. Welche EKG-Merkmale sprechen für das Vorliegen einer koronaren Herzkrankheit bzw. Koronarinsuffizienz? *38*

31. Bestehen Korrelationen zwischen Schwere der Myokardischämie, Infarktgröße und Prognose in Abhängigkeit von Ausmaß und Lokalisation einer Koronarstenose? *39*

32. Können pathologische Erhöhungen der Serumenzyme nach einem Angina-pectoris-Anfall auftreten? *41*

33. Wann und wie wurde der Nachweis für die Theorie der myogenen Entstehung des Anginaschmerzes erbracht, nachdem er anfänglich auf einen Gefäßkrampf zurückgeführt worden war? *42*

34. Wie wurde der Nachweis erbracht, daß die bekannten Veränderungen im EKG bei einem Angina-pectoris-Anfall durch eine Hypoxämie ausgelöst werden? *43*

35. Wie kann der im Myokard entstandene Anginaschmerz mit seinen typischen Ausstrahlungen erklärt werden? *44*

36. Welche klinische Bedeutung hat die subjektive Beurteilung des Herzschmerzes? *46*

37. Was ist unter einer „Pseudoangina pectoris" zu verstehen? *47*

38. Welche Bedeutung hat die Anamnese in der Diagnostik der koronaren Herzerkrankung? *49*

39. Welche prognostische Bedeutung hat die ST-Streckenanhebung im EKG? *50*

40. Welchen Stellenwert hat der pharmakologische Test zur Erkennung einer ischämischen Herzerkrankung? *51*

41. Ist eine effektive Frühdiagnostik der koronaren Herzerkrankung in der alltäglichen Praxis möglich? *52*

42. Welche Untersuchungen sind zur Begutachtung von Koronarpatienten erforderlich? *53*

43. Welche kardiovaskulären Effekte hat eine Sympathikotonie? *55*

44. Wie häufig tritt ein Infarkt im rechten Ventrikel auf, und welches sind die differentialdiagnostischen Hinweise? *56*

45. Welche Aussagekraft haben echokardiographische Untersuchungen bei koronarer Herzkrankheit und Myokardinfarkt? *57*

46. Wie ist die Prognose von Patienten, bei denen infolge einer diffusen Koronarsklerose nicht mehr die Indikation für eine transluminale Angioplastik oder Bypassoperation vorliegt, *58*

47. Was versteht man unter einem kardiovaskulären Schocksyndrom? *59*

48. Was sind die häufigsten Ursachen des kardiogenen Schocks? *61*

49. Was versteht man unter einer Wenckebach-„second-wind"-Angina? *62*

50. Was versteht man unter Mikroangiopathien, und was sind ihre Ursachen? *63*

51. In welchem Alter ist das Vorkommen von Mikroangiopathien am häufigsten, und welche Symptome treten in Erscheinung? *64*

52. Wie beurteilt man heute den Begriff „Altersherz" aus pathophysiologischer und klinischer Sicht? *65*

53. Ist der pathophysiologische Mechanismus der Gefäßschädigung durch Zigarettenrauchen bekannt? *66*

54. Ist die Aufklärung der Laienbevölkerung über die Risikofaktoren für die koronare Herzkrankheit wirklich erforderlich? *67*

55. Bekanntlich zählt der Mangel an körperlicher Bewegung zu den Hauptrisikofaktoren der koronaren Herzkrankheit: Welche Ausbelastungen werden zur Prophylaxe und welche bei Koronarpatienten empfohlen? *68*

Literatur *69*

> **Frage 1**
> Ist die Koronarsklerose als häufigste Ursache der koronaren Herzerkrankung tatsächlich nur eine Folge der modernen Lebensweise und der mit ihr verbundenen bekannten Risikofaktoren?

Unbestritten ist eine Anzahl von Risikofaktoren, wie z. B. Streß, Übergewicht, Zigarettenrauchen, Bewegungsmangel, Hypertonie und Diabetes, für die Förderung eines koronarsklerotischen Prozesses mitverantwortlich.

Aus der Sicht der Phylogenese der Koronararterien ergibt sich aus nachfolgend aufgeführten Gründen der berechtigte Hinweis auf die Bedeutung der Anatomie des Kranzgefäßsystems als mögliche wichtige Ursache für die Entstehung koronarsklerotischer Gefäßerkrankungen:

1) Ausgerechnet das Herz, das für die arterielle Blutversorgung des großen Kreislaufs verantwortlich ist, wird von nur 2 Hauptarterien versorgt. Zusätzlich einstrahlende Arterien oder kapillare Sinusoide fehlen.
2) Der größte Anteil des Herzmuskels wird von der linken Koronararterie versorgt, die zwar aus 2 großen Ästen besteht, die jedoch keinen getrennten Ursprung in der Aorta haben, so daß das Blut durch das „Nadelöhr" eines gemeinsamen Ostiums mit einem kurzen Hauptstamm strömen muß.
3) Die linke und die rechte Koronararterie stehen unter dem dauernden Streß der Herzbewegungen (Abb. 1).
4) Das Versorgungssystem der linken Koronararterie unterscheidet sich von dem im arteriellen Kreislauf üblichen Muster, d. h. ihre Äste verzweigen sich häufig nicht gabelförmig (Y-Form), sondern rechtwinklig (L-Form), also hämodynamisch recht ungünstig.
5) Aus vielen größeren Ästen laufen Abgänge gleich in 3 verschiedenen Richtungen (linke Kammer, rechte Kammer, Septum) und stehen dadurch unter dauernden Winkeländerun-

gen. Sie werden von den Bewegungen des Ventrikels und des Septums während der Kontraktionen (100800mal in 24 h bei einer Frequenz von 70/min) hin und her gezerrt.

Auch bei bogenförmigen Verlauf (oberes Drittel des R. descendens anterior, rechte Koronararterie an der rechten Herzkante) entstehen Krümmungsströmungen, die – wie die Flußkrümmungen für Schlammablagerungen – Prädilektionsstellen für die Koronarsklerose bilden.

Es sind also nicht nur die Risikofaktoren, die eine Koronarsklerose begünstigen, sondern es sind auch die Phylogenese der myokardialen Blutversorgung, die Varianten und Anomalien produzierende Ontogenese und die anatomische Beschaffenheit des Koronargefäßsystems, die für die Entwicklung der Koronarsklerose in hohem Maße mitverantwortlich sind ([66], S.10).

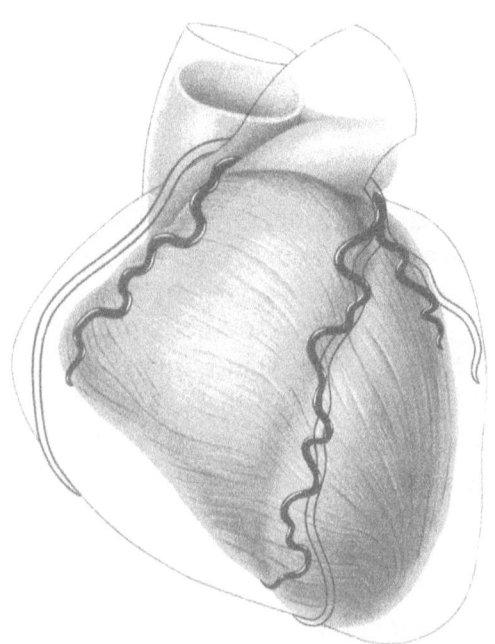

Abb. 1. Bewegungen der Herzkranzgefäße zwischen Diastole und Systole. Ventrodorsale Ansicht

Frage 2
Gibt es eine allgemeingültige Definition der koronaren Versorgungstypen?

Infolge der ausgeprägten Variationen der individuellen „koronaren Muster" insbesondere des R. circumflexus und der rechten Koronararterie, ist eine exakte Definition der verschiedenen Versorgungstypen nicht möglich.

Einig ist man sich nur in der Definition des Linksversorgungstyps, die wie folgt lautet:

Dominante linke Koronararterien. Der R. descendens posterior geht aus dem R. circumflexus ab. Die rechte Koronararterie ist hypoplastisch und verläuft meist als R. marginalis dexter oder als R. posterolateralis dexter.

Dieser Versorgungstyp wird in 10–18% der Fälle beschrieben. Die gesamte Muskulatur des linken Ventrikels, das Septum interventriculare und ein Teil der Vorder- und Hinterwand des rechten Ventrikels werden bei diesem Muster von der linken Koronararterie versorgt ([66], S. 22–24).

> **Frage 3**
> Wie werden Rechts- und Normalversorgungstyp interpretiert?

Die Beschreibung dieser Versorgungstypen ist uneinheitlich. Lehnt man sich an die Kriterien von Hort [26] und Stolte [66] an, ergibt sich folgende Beschreibung:

Rechtsversorgungstyp

Dominante rechte Koronararterie. Der R. descendens posterior entspringt aus der rechten Koronararterie, die über den Sulcus interventricularis posterior hinausläuft und mit mehreren posterolateralen Ästen die gesamte Hinterwand des linken Ventrikels versorgt und oft an der linken Herzkante endet, manchmal auch auf die Vorderwand des linken Ventrikels übergreift.

Demnach versorgt die rechte Koronararterie den rechten Ventrikel, die Hinterwand des linken Ventrikels, oft die laterale Wand des linken Ventrikels und ¼-⅓ des Septum interventriculare. Nach dieser Beschreibung ist der Rechtsversorgungstyp in 12-15% der Fälle nachweisbar ([66], S. 22-24).

Normalversorgungstyp (Indifferenztyp)

Der R. descendens posterior entspringt aus der rechten Koronararterie, die mit 1-2 posterolateralen Ästen einen schmalen Streifen der Hinterwand des linken Ventrikels versorgt.

Nach dieser Beschreibung ist der Normaltyp mit 60-80% unter den koronaren Versorgungsmustern am häufigsten ([66], S. 22-24). Die Schwierigkeiten der Abgrenzung der verschiedenen koronaren Versorgungsmuster beruht unter anderem auch darauf, daß viele Koronarangiographiker den Normalversorgungstyp in einen „linksbetonten" und einen „rechtsbetonten" unterteilen.

Die wesentlichen Charakteristika der 3 Versorgungstypen mit Angabe der prozentuellen Häufigkeit werden in Abb. 2 schematisch veranschaulicht.

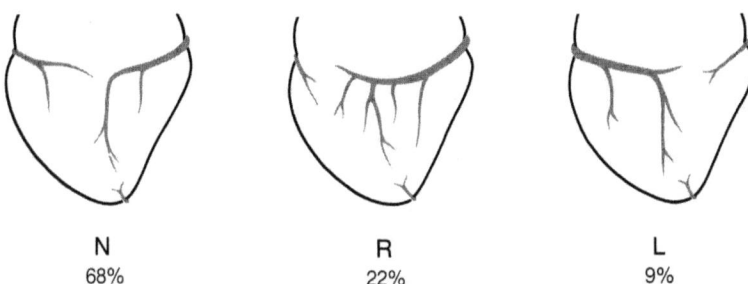

N
68%

R
22%

L
9%

Abb. 2. Verteilung der Endäste der beiden Kranzarterien bei den 3 Versorgungstypen. *N* Normaltyp, *R* Rechtstyp, *L* Linkstyp

Frage 4
In welcher Beziehung stehen die Koronararterien zum Myokard?

Die großen Koronararterien und ihre Äste verlaufen in der Regel epikardial. Wenn der Abstand zwischen Myokard und Koronararterie größer ist, spricht man von „aerialem" Verlauf.

Selten findet man auch einen partiellen intrakavitären Verlauf der rechten Koronararterie im rechten Vorhof und des R. descendens anterior im Infundibulum des rechten Ventrikels.

Relativ häufig findet man sog. *Muskelbrücken* (Abb. 3 und 4). Von klinischer Bedeutung ist die Muskelbrücke des R. descen-

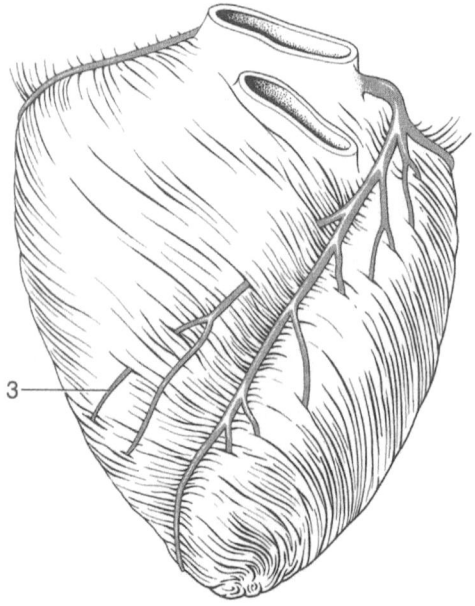

Abb. 3. Ventralansicht des Herzens im Schema mit Darstellung zweier intramuraler Verlaufsstrecken eines größeren Astes (*3*) des R. interventricularis anterior

dens anterior, die nach Stolte in 23% und nach Polacek in 60% zu beobachten ist ([66], S. 27). Der Abstand dieser Muskelbrücke zum Hauptstamm beträgt im Durchschnitt 33 mm, die Länge 22 mm und die Dicke 3 mm. Wenn der R. descendens anterior intramural verläuft, kann die Schicht über der Arterie bis zu 100 mm stark sein.

Die Besonderheit der koronaren Muskelbrücken – vorzugsweise des R. descendens anterior – ist, daß sie infolge der möglichen Engstellung durch die systolische Kontraktion der umgebenden Muskulatur zum einen im Koronarangiogramm eine „Stenose" vortäuschen, zum anderen eine Gefahr für den Koronarchirurgen darstellen können.

Darüber hinaus wird angenommen, daß der intramurale Verlauf die betreffende Arterie vor Koronarsklerose schützt ([66], S. 27). Studien an Primatenherzen zeigten, daß der Gorilla keine Muskelbrücken besitzt, während sie beim Schimpansen häufig nachweisbar sind. Das brachte Geiringer auf den Gedanken, daß der Mensch vom „falschen" Affen abstammt [19].

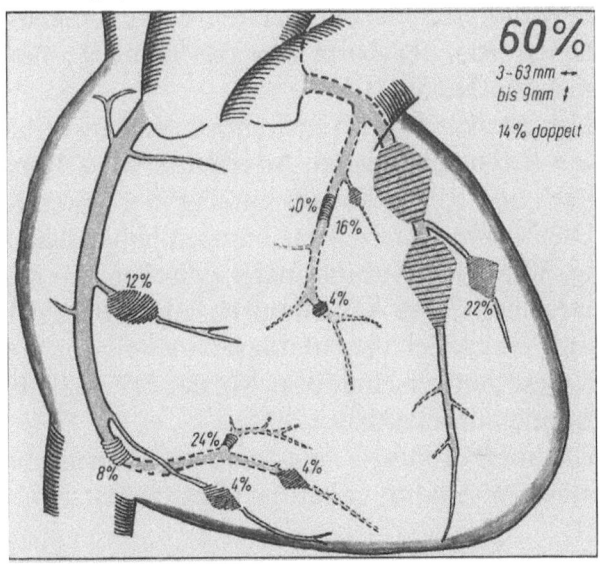

Abb. 4. Lokalisation und Häufigkeit der koronaren Muskelbrücken und -schlingen. (Nach Polacek [49])

Frage 5
Welcher Unterschied besteht zwischen Anastomosen und Kollateralen im Koronarsystem?

Der grundsätzliche Unterschied liegt darin, daß Anastomosen 2 verschiedene Gefäßgebiete verbinden (z. B. die linke mit der rechten Koronararterie), während Kollateralen als Verbindungen zwischen Seitenästen einer Arterie einen Gefäßverschluß überbrücken (Abb. 5a und 5b).

Die Anastomosen werden unterteilt in *extra-* und *intrakardiale* Anastomosen.

Als *extrakardiale* Anastomosen werden Gefäße bezeichnet, die vom Mediastinum und der Thoraxwand ausgehen. So existieren im Grenzbereich der Lungenvenen Verbindungen von Bronchialarterien über die Äste der A. mammaria interna mit den Vorhofarterien; desgleichen Verbindungen zwischen den Vasa vasorum der Aorta oder des Truncus pulmonalis und den Koronararterien.

Die *intrakardialen* Anastomosen stellen Verbindungen zwischen Ästen der gleichen Arterie her, wie z. B. zwischen R. diagonalis und R. descendens anterior der linken Koronararterie.

Die *interkoronaren* Anastomosen haben die größte Bedeutung. Sie stellen Verbindungen zwischen den großen Koronararterien her. Diese Anostomosen sind in dem sich verzahnenden Grenzbereich der Versorgungsareale lokalisiert und damit auch den Gesetzen verschiedener Muster der individuellen Koronaranatomie unterworfen.

Die interkoronaren Anastomosen können sowohl extramural als auch intramural verlaufen ([66], (S. 31).

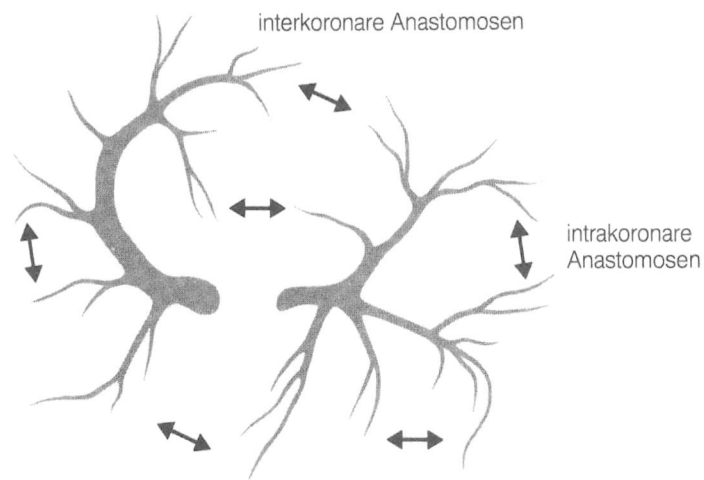

Abb. 5a. Inter- und intrakoronare Anastomosen

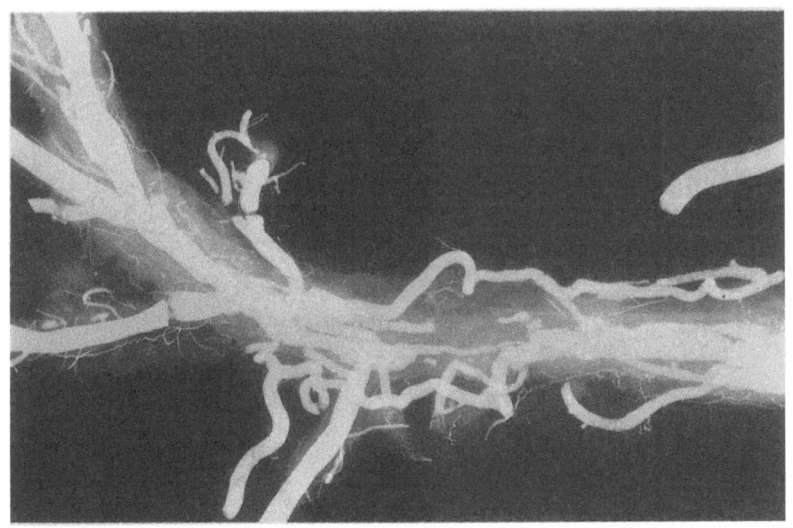

Abb. 5b. Alter, zentral fein rekanalisierter Verschluß einer Koronararterie mit ausgeprägten Brückenkollateralen. (Nach Stolte [66])

> **Frage 6**
> Welches sind die Hauptlokalisationen
> der interkoronaren Anastomosen?

Die Hauptlokalisationen sind (vgl. [66], S. 31):
- Herzspitze,
- interventrikuläres Septum,
- Vorderwand des rechten Ventrikels,
- Hinterwand des Herzens,
- Vorhöfe.

Frage 7
Was sind „präformierte" Anastomosen?

Unter diesem Begriff versteht man kleine arterioläre Gefäßverbindungen, denen im gesunden Myokard keine funktionelle Bedeutung zukommt. Erst nach Ausbildung einer hochgradigen Stenose oder des Verschlusses einer Koronararterie bilden sich die arteriolären Verbindungen zu kleinen bis mittelgroßen Arterien um und gewinnen eine große funktionelle Bedeutung, indem sie Ungehungskreisläufe schaffen und so die Gefahr einer schweren Magendurchblutung in dem von der stenosierten Koronararterie versorgten Areal vermeiden.

Solche Anastomosen bzw. Kollateralen treten nur dort auf, wo sie wirklich gebraucht werden, und zwar durch echtes Wachstum. Dieser Vorgang konnte nach erfolgtem Verschluß an Hundeherzen über 3-4 Wochen beobachtet werden [59].

Frage 8
In welchem Ausmaß schützt ein gut ausgebildeter Kollateralkreislauf das Herz vor dem Infarktgeschehen?

Die Perfusion durch ein stenosiertes Hauptgefäß und über Anastomosen bzw. Kollateralen reicht praktisch nur unter Ruhebedingungen, allenfalls unter geringer Belastung aus, um die Intaktheit der Myokardzellen zu gewährleisten. Wird bei vorgeschalteter Stenose eine Mehrleistung (Treppensteigen, Laufen usw.) vom Herz gefordert oder sinkt aus irgendwelchen Gründen der Perfusionsdruck unter eine kritische Grenze ab, dann kann die bereitgestellte Energie den Erfordernissen nicht mehr gerecht werden. Da der Energieverbrauch primär durch den Kontraktionsvorgang bestimmt wird, kommen andere vitale Zellfunktionen, wie z. B. die Aufrechterhaltung intakter Membranen und eines intakten Kationenaustauschs, zu kurz.

Werden auch die Membranen der Mitochondrien betroffen, dann kann die Energiebereitstellung nur eine begrenzte Zeit über den anaeroben Stoffwechsel erfolgen, der bald zu einer intrazellulären Laktatazidose führt. Dadurch werden lysosomale Enzyme aktiviert und die Nekrose der Zellen setzt ein. Der Verlust der Membranfunktion und die Nekrose führen durch Wasseraufnahme zu einer Volumenzunahme der Zellen, wodurch der Durchströmungswiderstand in diesem Bereich ansteigt und die Perfusionsgeschwindigkeit abnimmt. Vor allem nimmt sie dort ab, wo sie bereits schon vorher reduziert war, nämlich im Bereich der Stenose, und hier kann es infolge der Nekrose durch Stagnation des Blutstroms zur Koronarthrombose kommen [27].

Frage 9
Über welche Koronargefäße wird das Erregungsbildungs- und -leitungssystem mit Blut versorgt?

Der Sinusknoten wird von der Sinusarterie versorgt, die in ca. 60% der Fälle aus der rechten Koronararterie und in ca. 40% aus dem proximalen Teil des R. circumflexus der linken Koronararterie entspringt. Der AV-Knoten und das His-Bündel erhalten das Blut über die AV-Knotenarterie, die dem R. interventricula-

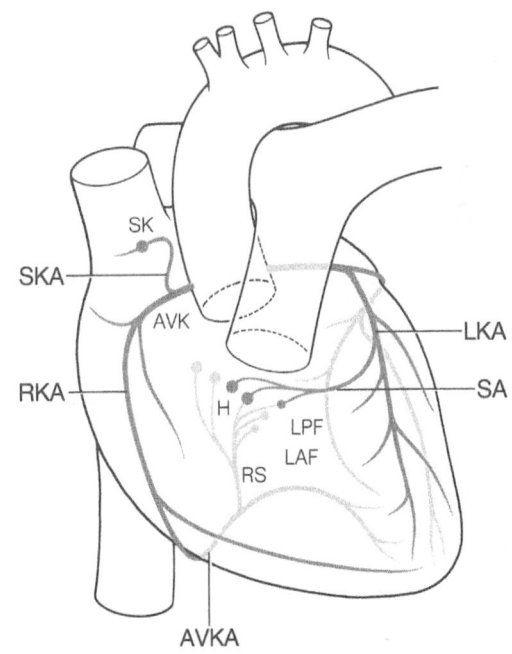

Abb. 6. Blutversorgung des Erregungsleitungssystems. *SK* Sinusknoten, *AVK* AV-Knoten, *H* His-Bündel, *RS* rechter Tawara-Schenkel, *LAF* linksanteriorer Faszikel, *LPF* linksposteriorer Faszikel, *SKA* Sinusknotenarterie, *RKA* rechte Koronararterie, *AVKA* AV-Knotenarterie, *LKA* linke Koronararterie, *SA* septaler Ast der linken Koronararterie. (Nach Czapo [8])

ris posterior entspringt, und werden somit zu 90% von der rechten Koronararterie versorgt.

Die Blutversorgung des Kammerseptums erfolgt vorwiegend über die Äste des R. intraventricularis anterior sinister. Über dieses Gefäß werden auch der rechte Tawara-Schenkel und der vordere obere Ast des linken Tawara-Schenkels versorgt, während der hintere untere Faszikel das Blut überwiegend über den R. interventricularis posterior erhält. In ca. 50% der Fälle ist die AV-Knotenarterie an der Versorgung der proximalen Anteile beider Tawara-Schenkel mitbeteiligt (Abb. 6) [8, 21].

Frage 10
Welches sind die Grundlagen für die Entwicklung einer Myokardnekrose bzw. eines Myokardinfarkts?

Abgesehen von den Veränderungen der Kontraktilität in dem postokkludierten Myokardareal treten gleichzeitig typische Veränderungen des Zellmetabolismus auf. Schon wenige Minuten nach dem Verschluß sinkt der myokardiale Gehalt an Kreatinphosphat beträchtlich ab, aber auch ATP weist eine fallende Tendenz auf. Gleichzeitig steigt während der ersten Minute der Gehalt an Milchsäure im Gewebe auf das 3fache des Ausgangswerts an, ein Zeichen für fast ausschließlich anaerobe Energiegewinnung [27, 31].

Infolge dieser Veränderungen können die Herzmuskelzellen etwa 20 min überleben, und bis zu diesem Zeitpunkt wird die Ischämie als reversibel angesehen. Nach 20 min sterben die Zellen in zunehmender Zahl ab, nach 1-2 h sind alle ischämischen Zellen abgestorben. Allerdings dauert es 6-12 h, bis sich histologisch das für den Pathologen typische Bild der Myokardnekrose bzw. des Myokardinfarkts entwickelt hat. Dieser Vorgang zeigt, daß die Unterbrechung der Koronarzirkulation einen typischen Ablauf der Zellschädigung auslöst, der in einem Myokardinfarkt endet, womit die pathogenetische Bedeutung der Koronarthrombose für diese Erkrankung klar herausgestellt ist [27].

Frage 11
Ist die Thrombose Ursache oder Folge eines Koronarverschlusses?

In Fachkreisen ist diese Frage noch immer umstritten. Für die Ansicht, daß Thromben auch Folge der Gefäßokklusion sein können, sprechen Obduktionsbefunde an akut verstorbenen Infarktpatienten, bei denen in 50% der Fälle weder ein frischer Verschluß noch Fibrin- und Plättchenthromben gefunden werden konnten [3, 23, 48].

Daß eine totale Okklusion durch einen Thrombus im Bereich hochgradiger Koronarstenosen, die in der Mehrzahl der Fälle durch Kollateralen bereits überbrückt sind, für die Entstehung eines Infarkts verantwortlich sein könnte, erscheint äußerst unwahrscheinlich [3, 23, 48]. Auch Edwards [12] und Lamont [32] weisen darauf hin, daß besonders bei der frühzeitigen Obduktion nach Infarkt sehr selten Thrombosen gefunden werden; sie werden erst bei später Obduktion angetroffen. So kam man zur Hypothese, daß die Thrombose nicht nur Ursache, sondern auch Folge eines Infarktgeschehens sein kann [3, 22, 23, 48, 65].

Frage 12
Was versteht man unter dem Begriff „coronary small vessel disease"?

Der Begriff „small vessel disease" ist ein „Sammeltopf" für ätiologisch-pathogenetisch verschiedene Erkrankungen kleiner Arterien mit einem Durchmesser von 0,1–1,0 mm, wie z. B. die Sinusknoten- und AV-Arterie, die Seitenäste extramularer Gefäße oder der intramuralen Verzweigungen.

Neben entzündlichen Erkrankungen können der Erkrankung kleiner Gefäße auch eine Reihe nichtentzündlicher Krankheiten ursächlich zugrunde liegen, unter denen die Atherosklerose, der Diabetes mellitus und die arterielle Hypertonie die bedeutendsten sind ([66], S.97).

Frage 13
Von welchen Faktoren hängt die Prognose
der koronaren Herzkrankheit ab?

Die Prognose der koronaren Herzkrankheit wird von solchen Faktoren bestimmt, die das Blutangebot erniedrigen oder erhöhen. Der wichtigste Faktor auf der Angebotseite ist zweifelsohne die pathologische Anatomie der Koronararteriensklerose, da sie eine mehr oder weniger unveränderliche Konstante darstellt.

Je höher der Grad der Stenose, je weiter proximal sie lokalisiert ist und je mehr Gefäße kritisch eingeengt sind, desto schlechter ist die Prognose.

Mit der Einführung der Koronarangiographie in die Klinik wurde die Einschätzung der Prognose auf solide morphologische Füße gestellt, da die Versuche, den Schweregrad des klinischen Bildes der Angina pectoris als Parameter, zu uneinheitlichen Ergebnissen führten.

In Abb. 7 wird die prozentuelle Überlebensrate von Patienten mit Ein-, Zwei- und Dreißgefäßerkrankungen sowie mit einer Stenose des Hauptstamms veranschaulicht.

Es muß jedoch darauf hingewiesen werden, daß aus morphologischer Sicht nicht nur der Stenosegrad, die Lokalisation und die Anzahl der erkrankten Gefäße, sondern auch die histologische Qualität der Gefäßokklusionen für die Abschätzung der Prognose mit entscheidend ist. In der folgenden Übersicht werden einige Faktoren aufgeführt, die die Prognose der koronaren Herzerkrankung wesentlich mitbestimmen [66].

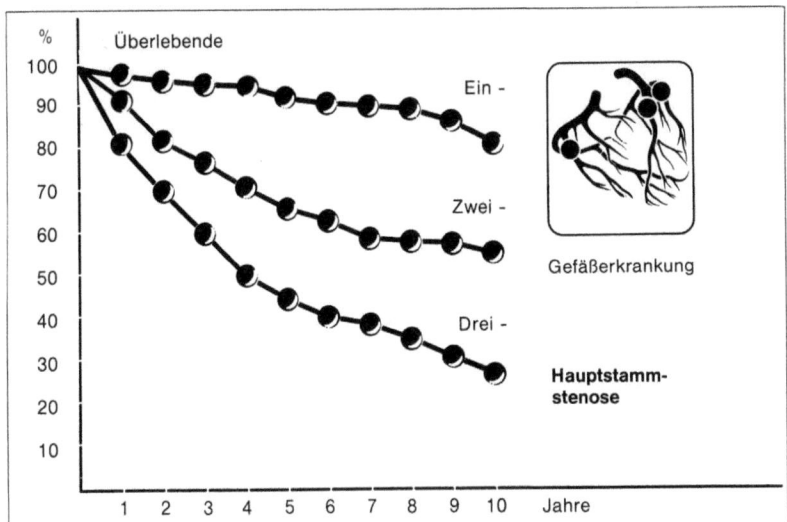

Abb. 7. Prognose der koronaren Herzerkrankung in Abhängigkeit von der Anzahl der kritisch stenosierten Koronargefäße. (Nach Stolte [66])

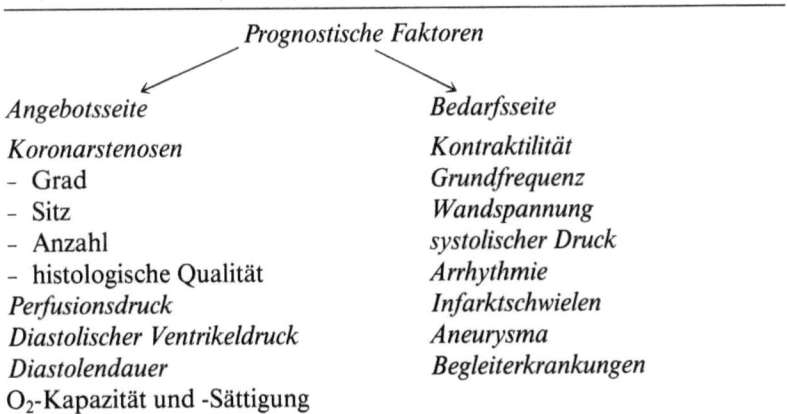

Frage 14
Welche Rolle spielen Topik und Morphologie verkalkter Gefäßabschnitte für die Hämodynamik von Stenosen

Bei der koronaren Herzerkrankung wird die Hämodynamik der Stenose und damit das Schicksal des betroffenen Myokardareals weitgehend von Ausmaß, Lokalisation und unterschiedlicher Form der verkalkten Gefäßveränderungen bestimmt. Mit Hilfe von Morphometrie und histologischen Untersuchungen der Koronararterien konnte sichergestellt werden, daß Erkrankungen von Typ A und B - wenn überhaupt - nur unwesentliche hämodynamische Folgen haben (Häufigkeit: ca. 48% der Fälle). Es kommt zwar auch bei diesen leichten Graden verkalkter Stenosen zu einer Wandverdünnung, aber gleichzeitig auch

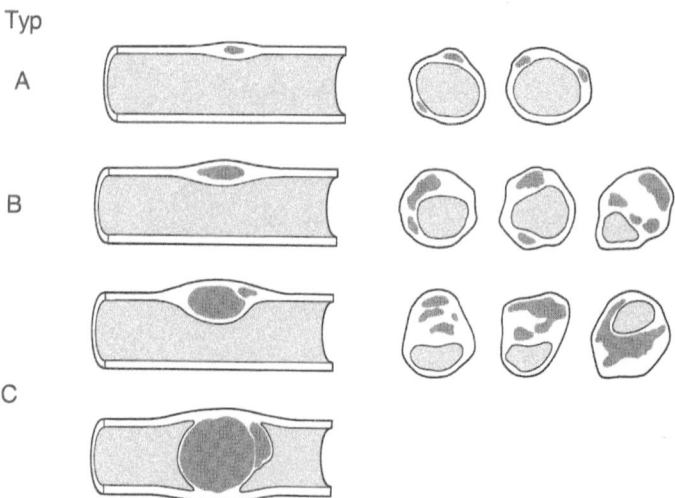

Abb. 8. Halbschematische Querschnitte durch verkalkte Segmente von Kranzarterien. (Nach Lüdingshausen [39])

zu einer Ektasie der Gefäßwand an dieser Stelle. Erst bei Typ C werden hochgradige Stenosen und auch Okklusionen beobachtet (33% der Fälle).

Abbildung 8 zeigt halbschematische Längs- und Querschnitte durch verkalkte Segmente von Koronararterien. Es wird deutlich, daß nur Verkalkungsherde vom Typ C mit einer ausgeprägten Stenose einhergehen.

Morphologische Untersuchungen an kalzifizierten Gefäßsegmenten zeigen, daß nicht nur bei Typ B, sondern auch bei Typ C die Gefäßwand am Ort der Kalzifizierung ektatisch ist und dadurch teilweise die Wandverdichtung ausgleicht (Abb. 9).

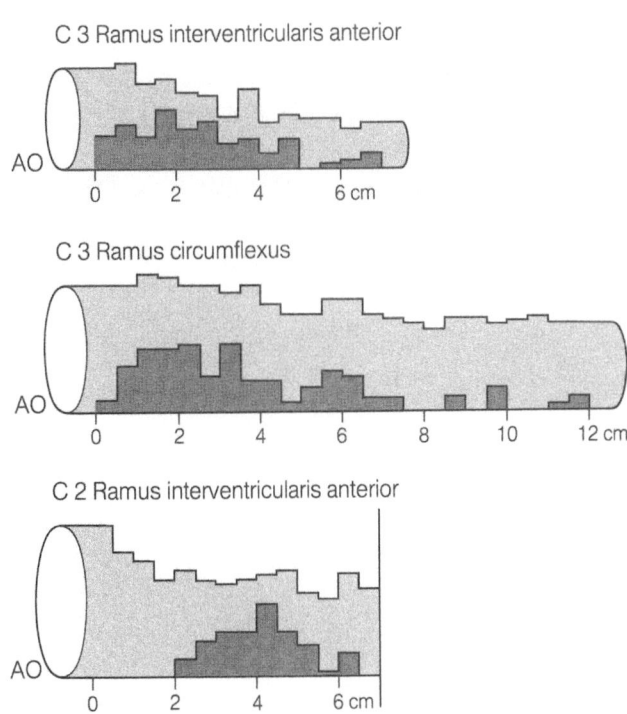

Abb. 9. Morphometrische Untersuchungen verkalkter Gefäßsegmente. (Nach Lüdingshausen [39])

> **Frage 15**
> Was versteht man unter einem koronaren Stealsyndrom?

Dieser Begriff bezeichnet den plötzlichen Herztod bei Vorliegen einer Koronararterienanomalie, bei der die linke Koronararterie dem Truncus pulmonalis entspringt [20]. Die unterschiedliche Lebenserwartung der betroffenen Patienten wird mit der Leistungsfähigkeit des jeweils gebildeten Kollateralkreislaufs erklärt und beträgt nach Riecker bis zu 64 Jahre ([53], S. 261).

Klinisches Leitsymptom ist der EKG-Befund, der schon im Säuglingsalter Zeichen eines Vorderwandinfarkts (seltener eines Hinterwandinfarkts) und einer Linkshypertrophie aufweisen kann. Später findet man eine ausgeprägte Linkshypertrophie bis zum 4fachen der Norm.

Bei Vorliegen einer Mitralinsuffizienz infolge einer Insuffizienz des Papillarmuskels (holosystolisches Geräusch über der Herzspitze) ist auch der linke Vorhof hypertrophisch ([53], S. 261).

Frage 16
Was versteht man unter einem Dressler-Syndrom?

Dieser auch Postinfarktspätsyndrom genannte Symptomkomplex kann in einigen Fällen 8–10 Tage nach einem Myokardinfarkt auftreten.

In nahezu allen Fällen findet man bei diesen Patienten neben Fieber, Pleuraschmerzen, erhöhter BKS und Leukozytose auch Hinweise auf Perikarditis, gelegentlich auf eine Pneumonie mit Eosinophilie.

Charakteristisch ist der Nachweis humoraler Antikörper gegen Sarkolemmstrukturen, die man bei etwa 60% dieser Patienten findet.

Hinsichtlich der diagnostischen Aussagekraft humoraler Antikörper ist zu bemerken, daß ein negatives Testergebnis einen Anlaß zu differentialdiagnostischen Überlegungen gibt, da auch bei Myokardinfarkt ohne die Symptome eines Dressler-Syndroms in ca. 20% der Fälle humorale Antikörper gegen das Myokardgewebe festgestellt werden konnten ([53], S. 147).

Frage 17
Was ist ein Postkardiotomiesyndrom?

Der so bezeichnete Symptomenkomplex kann einige Tage bis zu 4 Wochen nach einem operativen Eingriff am Herzen (z. B. Bypassoperation) auftreten.

Die Symptomatik besteht aus retrosternalen Schmerzen mit Zeichen einer Perikarditis mit Perikardreiben, gelegentlich auch Pleuraergüssen. Ferner erhöhte Körpertemperatur, Gelenkschmerzen, Leukozytose, Tachykardie und beschleunigte BKS.

Ähnlich wie beim Dressler-Syndrom ist für das Postkardiotomiesyndrom der Nachweis zirkulierender Myokardantikörper charakteristisch, der in etwa 70–95% der Fälle erbracht werden konnte ([53], S. 147).

Beide Syndrome zählen zu den Immunkardiopathien.

Frage 18
Sind auch Patienten mit einer Eingefäßerkrankung vom koronaren Tod bedroht?

Studien von Dietrich [10], Berger u. Stary [5] sowie Stolte [66], S. 90) weisen darauf hin, daß nicht nur eine fortgeschrittene Mehrgefäßerkrankung, sondern häufig auch der *proximale Verschluß* eines einzelnen Astes für das Schicksal des Patienten entscheidend sein kann. Das gilt insbesondere für den R. descendens anterior der linken Koronararterie. Dieser Ast versorgt den größten Teil des linksventrikulären Myokards, eine totale Okklusion hat daher eine ungünstige Prognose. Aus diesem Grund bezeichneten Schlesinger u. Zoll [60] den R. descendens als die Arterie des „plötzlichen Todes" und Hegemann sprach von der „Schicksalsarterie des Menschen" ([24], [66], S. 90).

> **Frage 19**
> Ist die Koronarsklerose
> ein unabwendbarer progressiver Prozeß,
> oder kann es auch zu Regressionen kommen?

Die Progression der Koronarsklerose ist unbestritten und liegt in der Natur der Arteriosklerose.

Intrakavitäre koronarangiographische Untersuchungen zeigten, daß bei einigen Patienten die Progression langsamer, bei anderen schneller verlaufen kann. Anscheinend spielen hier die Risikofaktoren eine mitentscheidende Rolle.

In seltenen Fällen konnte nach konsequenter Beseitigung der Risikofaktoren eine Stagnation, aber auch eine Regression des Prozesses festgestellt werden ([66], S. 90).

Frage 20
Wie kann man eine Regression des koronarsklerotischen Prozesses erklären?

Aus Tierexperimenten an Rhesusaffen ist bekannt, daß sich lipoidotische und atheromatöse Beete, die meist als Folge einer falschen Ernährung entstanden sind, zurückbilden können.

Offensichtlich können Lipoproteine wieder in das strömende Blut zurückdiffundieren oder möglicherweise auch lokal resorbiert werden ([66], S. 90).

Als andere Regressionsmöglichkeiten kämen nach Stolte in Frage:
- Organisation von Parietalthrombosen,
- Organisation und Rekanalisation einer Thrombose oder Thromboembolie,
- Auflösung der Thrombose,
- Embolisierung der Thrombose oder des Atherominhalts nach Aufbrechen der Deckplatte, die dem Atherom aufliegt ([66], S. 90).

Frage 21
Was versteht man unter einer „fixierten" Koronarstenose?

Die heutige Auffassung über die Pathogenese der Myokardischämie bzw. über den Zusammenhang zwischen der stenosierenden Koronarsklerose und dem Angina-pectoris-Syndrom beruht auf einem Vergleich umfassender semiquantitativer anatomischer Untersuchungen mit klinischen Beobachtungen und Erfahrungen. Dieses Konzept besagt, daß eine durch einen Atherom eingeengte Koronararterie nicht in der Lage ist, die Blutzufuhr dem O_2-Bedarf des Myokards anzupassen, insbesondere bei zunehmender körperlicher Belastung, d. h. bei gesteigertem O_2-Bedarf.

Diese Vorstellung definiert eine flußlimitierende „fixierte" Stenose, bei der der jeweilige Stenosegrad eine zeitliche Konstante bildet. Die Unzulänglichkeit, mit der „fixierten" Koronarstenose alle klinischen Varianten der Angina pectoris zu erklären, führte zum Konzept der „dynamischen Koronarstenose" [50].

Frage 22
Was ist unter einer „dynamischen Koronarstenose" zu verstehen?

Da die Vorstellung von der „fixierten Koronarsklerose" nicht alle klinischen Varianten der Angina pectoris, v. a. das Auftreten einer Ruheangina, die wechselnden Auslöseschwellen bei Anfällen unter Belastung sowie die heute unter dem Begriff der instabilen Angina fallenden klinischen Zustandsbilder, erklären konnte, postulieren schon in den 40er Jahren Blumgart [6] und andere Kliniker die Möglichkeit der Existenz einer vasospastischen Komponente.

Erst aufgrund angiographischer Studien konnte gesichert werden, daß neben der anatomischen, stenosierenden Form der Atherosklerose auch *funktionelle Einengungen,* v. a. bei Stenosen niedrigen Grades, durch Erhöhung des Gefäßmukeltonus zu pektanginösen Anfällen sowohl in Ruhe als auch unter Belastung führen können [33, 47, 69].

Die Tatsache, daß Koronarspasmen den „fixierten" Schweregrad der Stenose durch eine funktionelle Komponente wesentlich erhöhen können, führte zum Konzept der „dynamischen" Koronarstenose. Durch die Annahme, daß sich der Schweregrad einer Stenose durch eine vasospastische Komponente ändern kann, wurde die Vorstellung von den pathophysiologischen Mechanismen der Myokardischämie bzw. der Angina pectoris erheblich erweitert [34, 41, 70].

Frage 23
Wie kann man im Hinblick auf die Pathologie der Koronarsklerose eine Vasokonstriktion innerhalb eines stenosierten Gefäßabschnitts erklären?

Pathologisch-morphologische Studien [18, 26, 68] haben gezeigt, daß in mehr als 50% der Fälle von Koronarstenosen das Restlumen exzentrisch gelagert ist. In solchen Fällen konnte ein normales Wandsegment mit unveränderten Strukturen der glatten Gefäßmuskulatur histologisch nachgewiesen werden [18].

Darüber hinaus scheint die glatte Gefäßmuskulatur im Bereich stenosierender Schädigungen besonders empfindlich auf vasokonstriktorische Reize zu reagieren. Auch die Entwicklung von Atheromen im Bereich angiographisch nachgewiesener Koronarspasmen [37, 40] weist auf einen Zusammenhang zwischen erhöhter Neigung zu Vasokonstriktionen einerseits und Gefäßläsionen andererseits hin [57].

Bei konzentrischen Stenosen mit rigiden Plaques und Kalkeinlagerungen ist eine Lumenänderung nicht denkbar.

Frage 24
Besteht ein Unterschied zwischen „fixierter" und „dynamischer" Koronarstenose hinsichtlich der Auslösung eines Angina-pectoris-Anfalls?

Der Unterschied wird schematisch in Abb. 10 veranschaulicht. Bei dynamischer, d. h. funktioneller Stenose führt meist die verringerte Sauerstoffzufuhr in Ruhe zum Anfall, während bei fixierter, d. h. organischer Koronarstenose der Anfall grundsätzlich unter Belastung ausgelöst wird [61].

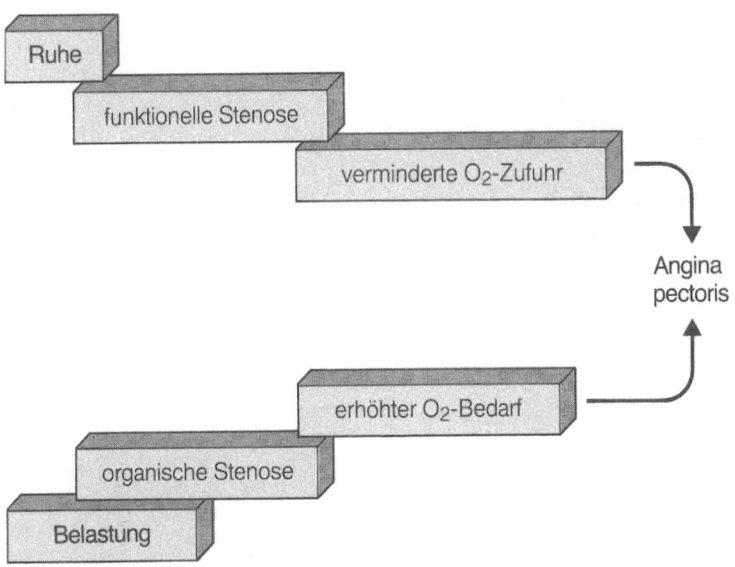

Abb. 10. Entstehung der Angina pectoris in Ruhe und unter Belastung. (Nach Schappes [59])

Frage 25
Sind die auslösenden Faktoren von Koronarspasmen inzwischen bekannt?

Als mögliche auslösende Faktoren werden heute angenommen:
a) chemische Reize (z. B. Serotonin, Ergonovin, Histamin, Ergotamin, Noradrenalin, Herzglykoside),
b) mechanische Reize (rasche Dehnung oder Druckschwankung),
c) Hyperkaliämie.
Außerdem können alle Maßnahmen, die den transmembranären Ca^{++}-Einstrom in die Zellen der glatten Muskulatur begünstigen und damit zur Vasokonstriktionen beitragen, eine funktionelle Stenose begünstigen.

Frage 26
Unter welchen Standardbedingungen soll bei Verdacht auf eine koronare Herzerkrankung eine Ergometrie vorgenommen werden?

Die Indikationen zur Aufzeichnung von Elektrokardiogrammen unter Belastung sind zahlreich und bestimmen jeweils das methodische Vorgehen a) in bezug auf die initiale Leistung und die Wahl der Steigerungsstufen und b) auf den Zeitpunkt des Abbruchs der Ergometrie.

a) Je nach klinischem Befund soll mit einer Belastung von 25, 50 oder 75 W begonnen werden und dann die in Stufen von 10 W/min oder 25 W/min gesteigert werden.

b) Um falsch-negative Ergebnisse zu vermeiden, sollte eine ergometrische Untersuchung zum Nachweis einer Koronarinsuffizienz nicht vor Erreichen der sog. Ausbelastungsherzfrequenz beendet werden. Zur Ermittlung dieser Grenzfrequenz, die bei 85% der altersabhängigen maximalen Herzfrequenz liegt, kann die Faustregel „190 minus Alter in Lebensjahren" herangezogen werden. Einige Patienten, besonders solche mit koronarer Herzkrankheit, sind gelegentlich nicht in der Lage, die angestrebte Ausbelastungsherzfrequenz zu erreichen. Findet man bei diesen Patienten trotz Steigerung der Leistungsstufe keinen weiteren Herzfrequenzanstieg, so ist die Ergometrie abzubrechen [15, 16, 42].

Nur durch Verwendung kleiner Steigerungsstufen ist es infolge Vermeidung größerer Herzfrequenzsprünge möglich, den zeitlichen Beginn einer ST-Streckensenkung exakt zu erfassen und einer bestimmten Herzfrequenz zuzuordnen. Das ist für die prognostische Einschätzung, aber auch zur Festlegung einer für den Patienten individuell angemessenen Leistungsherzfrequenz für ein dosiertes rehabilitatives Training von praktischer Bedeutung. Hinzu kommt, daß bei klinisch manifester Koronarinsuffizienz oder überschießendem Blutdruckanstieg das Risiko der Untersuchung gegenüber Steigerungsstufen von 50 W durch ein frühzeitiges Erfassen der Ischämiereaktion gesenkt wird. Neben den schon erwähnten Vorteilen ergibt sich ferner eine erhebliche Reduzierung der Untersuchungsdauer, die seltener zu einer frühzeitigen muskulären Erschöpfung führt.

Auch das Körpergewicht muß berücksichtigt werden, denn die alleinige Aussage, daß der Patient 90 W ohne subjektive und objektive Zeichen einer koronaren Herzkrankheit geleistet hat, reicht für die Einschätzung der körperlichen Belastbarkeit nicht aus.

Beispiel: 90 W bedeuten bei einem Körpergewicht von 45 kg die gute Leistung von 2 W/kg KG, bei einem Körpergewicht von 100 kg dagegen eine schlechte Leistung von nur 0,9 W/kg KG. Das Kriterium zur ambulanten Behandlung beträgt:
$X \geqslant 1$ W/kg KG $\cdot$ 3 min [39].

Frage 27
Wie zuverlässig ist der Belastungstest für die Diagnose einer koronarer Herzerkrankung?

Unter strenger Berücksichtigung der Kontraindikationen und unter standardisierten Bedingungen ist der Belastungstest eine zuverlässige Methode in der speziellen Diagnostik der koronaren Herzkrankheit.

Der Anteil *falsch-negativer* Belastungs-EKG ist am geringsten bei submaximaler Belastung und wird auf 20-30% geschätzt [9, 28]. Ursache sind meist unterschiedliche Trainingszustände, Ausbildung von Anastomosen und/oder Kollateralen sowie Fehler in der Auswertung des EKG.

Der Anteil der *falsch-positiven* EKG nach Ausschluß einer Myokarditis, Myokardhypertrophie, Anämie und Digitaliseinnahme beträgt bei mittlerer Belastung ca. 25% und bei Ausschöpfung der individuellen Belastungstoleranz weniger als 10% [56].

Eine Korrelation zwischen maximaler Belastungstoleranz und koronarangiographischem Befund besteht nicht.

Frage 28
Welches sind die Kontraindikationen für den Belastungstest bei Verdacht auf eine koronare Herzkrankheit?

Folgende Kontraindikationen sind zu berücksichtigen (nach [54]):
- ein bereits unter Ruhebedingungen pathologisches EKG,
- frischer Myokardinfarkt,
- Verdacht auf Myokardinfarkt,
- Ruheangina,
- pathologische Bradykardie und Tachykardie,
- manifeste Herzinsuffizienz,
- Hypertonus (systolisch $\geq 180-200$ mm Hg),
- schlechter Allgemeinzustand,
- schwere Aortenstenose,
- akute Thrombophlebitis.

Frage 29
Welche EKG-Merkmale sprechen gegen das Vorliegen einer koronaren Herzkrankheit?

Die EKG-Veränderungen unter Belastung sind Ausdruck einer herdförmigen oder diffusen Ischämie der Innenschicht des Myokards.

Eine Verkleinerung der T-Welle unmittelbar nach Belastung oder eine Vergrößerung 3–6 min nach Belastung sind insbesondere bei vegetativ labilen Personen als normal anzusehen.

Geringe ST-Senkungen mit aszendierendem Verlauf der ST-Strecke sind nicht als pathologisch anzusehen. Sie können tachykardiebedingt auftreten.

Auch präexistenten muldenförmigen ST-Senkungen in Ruhe, die unter Belastung deutlicher werden, fällt keine pathologische Bedeutung zu.

Uncharakteristisch für die Koronarinsuffizienz sind auch eine Zunahme der P-Amplitude, gelegentlich auch der P-Breite; desgleichen eine geringe Verkürzung des AV-Intervalls, der $QT_{korr.}$-Zeit sowie eine Zunahme von Dauer und Amplitude der U-Welle.

ST-Senkungen werden häufig unter einer Digitalistherapie beobachtet ([53], S. 288–289).

Frage 30
Welche EKG-Merkmale sprechen für das Vorliegen einer koronaren Herzkrankheit bzw. Koronarinsuffizienz?

Hinweise auf eine Koronarinsuffizienz geben folgende Veränderungen im EKG:
- horizontal gesenkter oder deszendierender ST-Streckenverlauf um mehr als 0,1 mV in den Extremitätenableitungen oder um 0,2 mV in den Brustwandableitungen,
- deutliche Negativierung vorher positiver T-Wellen in Ableitung I, aVL und V_4-V_6,
- Umwandlung eines vorher präterminal negativen oder flachen T in ein hochpositives T,
- Auftreten gehäufter ventrikulärer Extrasystolen.

Bei Patienten mit koronarer Herzkrankheit sind durch Belastung ausgelöste ventrikuläre Extrasystolen doppelt so häufig wie bei Koronargesunden. Eine Beziehung zwischen ischämischer ST-Streckensenkung und Arrhythmiehäufigkeit besteht jedoch nicht ([53], S. 289).

Frage 31
Bestehen Korrelationen zwischen Schwere der Myokardischämie, Infarktgröße und Prognose in Abhängigkeit von Ausmaß und Lokalisation einer Koronarstenose?

Angiographische und elektrokardiographische Untersuchungen an insgesamt 836 Patienten ohne und mit durchgemachtem Myokardinfarkt ergaben folgendes Ergebnis:

1) Patienten ohne Infarkt
Bezüglich der Häufigkeit liegen keine signifikanten Unterschiede zwischen proximal und distal lokalisierten Stenosen vor.

Das Ausmaß der Myokardischämie nimmt mit der Anzahl der erkrankten Gefäße zu, ist aber auch bei alleiniger hochgradiger Stenose des von Hegemann [24] als „Schicksalsarterie des Menschen" bezeichneten R. interventricularis anterior der linken Koronararterie vergleichsweise groß. Proximale Stenosen führen zu etwas stärkerer Myokardischämie als distal lozierte Stenosen, der Unterschied ist jedoch nicht signifikant.

Die Reduktion des normalen Gefäßvolumens im Bereich der Stenose korreliert besser mit dem Ausmaß der Myokardischämie als das prozentuale Ausmaß der Stenose.

2) Patienten mit durchgemachtem Infarkt
Proximale Stenosen sind seltener als distale. Die Parameter der Kontraktionsstörung (EF, EDV) und die Anzahl der charakteristischen Infarktzeichen im EKG korrelieren ebenfalls besser mit der Durchmesserreduktion als mit dem prozentualen Ausmaß der Stenose.

Dieser Sachverhalt weist darauf hin, daß als Kriterium für die Beurteilung der hämodynamischen Relevanz einer Koronarstenose die Reduktion des Gefäßdurchmessers dem prozentualen Ausmaß der Stenose vorzuziehen ist.

Während in beiden Gruppen die prognostische Bedeutung proximaler Stenosen ersichtlich ist, kann eine Vorhersage über Schwere und Art der Koronarsklerose und ihre Prognose aus dem Belastungs-EKG nicht abgeleitet werden [30].

Frage 32
Können pathologische Erhöhungen der Serumenzyme nach einem Angina-pectoris-Anfall auftreten?

Pathologische Erhöhungen der Enzymaktivitäten (CPK, GOT, GPT, LDH) sind nach dem Anfall selten nachweisbar. Bei schweren, langanhaltenden Anfällen mit untyptischem EKG-Befund können leichte Erhöhungen der Serumenzyme infolge disseminierter Zellschädigungen, vorwiegend in den Innenschichten, auftreten. In solchen Fällen kann die Differentialdiagnose zwischen einem elektrokardiographisch stummen Infarkt und einer Angina pectoris vera erschwert sein; desgleichen bei mehrtätigen Anfällen (Status anginosus) und schubweise verlaufenden Myokardnekrosen. Deshalb sollte nach Riecker bei positivem Enzymbefund und uncharakteristischem EKG eine Infarktbehandlung eingeleitet werden ([53], S. 289).

> **Frage 33**
> Wann und wie wurde der Nachweis für die Theorie der myogenen Entstehung des Anginaschmerzes erbracht, nachdem er anfänglich auf einen Gefäßkrampf zurückgeführt worden war?

Diese Theorie konnte erst bestätigt werden, als man zeigen konnte, daß nach schwerem Angina-pectoris-Anfall bei genauer histologischer Untersuchung des Myokards mehr oder weniger zahlreiche hypoxämische Nekrosen nachweisbar waren [7]. Aufgrund dieses Befunds wurde gefolgert, daß der Anfall mit einer akuten Ernährungsstörung des Myokards einhergeht, was die Physiologen dazu veranlaßte, den Angina-pectoris-Anfall als Ausdruck einer akuten Koronarinsuffizienz zu definieren.

Frage 34
Wie wurde der Nachweis erbracht, daß die bekannten Veränderungen im EKG bei einem Angina-pectoris-Anfall durch eine Hypoxämie ausgelöst werden?

Den exakten Nachweis hierfür erbrachten erst die Untersuchungsergebnisse von Rotschild u. Kissen [58] sowie Dietrich u. Schwiegk [11]. Sie ließen Koronarpatienten mit Anginaanfällen in der Unterdruckkammer sauerstoffarme Luft oder ein sauerstoffarmes Gasgemisch einatmen und induzierten auf diese Weise bei Koronarerkrankungen Angina-pectoris-Anfälle mit den typischen EKG-Veränderungen. Sobald Luft mit normalem Sauerstoffgehalt zugeführt wurde, verschwanden die Schmerzen und das EKG-Bild normalisierte sich wieder (Abb. 11).

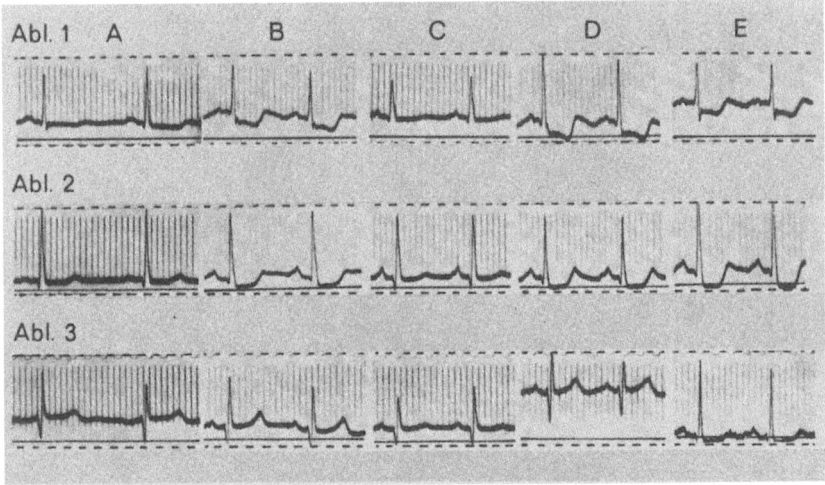

Abb. 11. EKG-Veränderungen eines Angina-pectoris-Patienten, in Ableitung I–III. *A* EKG in der anfallsfreien Zeit, *B* spontaner Anfall im Bett, *C* 4 min nach diesem Anfall und 3 Tropfen Nitroglyzerin, *D* 6 min nach O_2-Mangelatmung (8% O_2) mit Angina-pectoris-Schmerzen, *E* 1 min nach Ersteigen einer 18 m hohen Treppe in 45 s unter Angina-pectoris-Schmerzen. (Nach Büchner [7])

Frage 35
Wie kann der im Myokard entstandene Anginaschmerz mit seinen typischen Ausstrahlungen erklärt werden?

Die Impulse werden über sympathische Nervenfasern zum oberflächlichen und tiefen Plexus cardiacus des Sympathikus, von dort zu den oberen thorakalen sympathischen Ganglien und dann über die thorakalen Spinalnerven weiter zum Rückenmark geleitet.

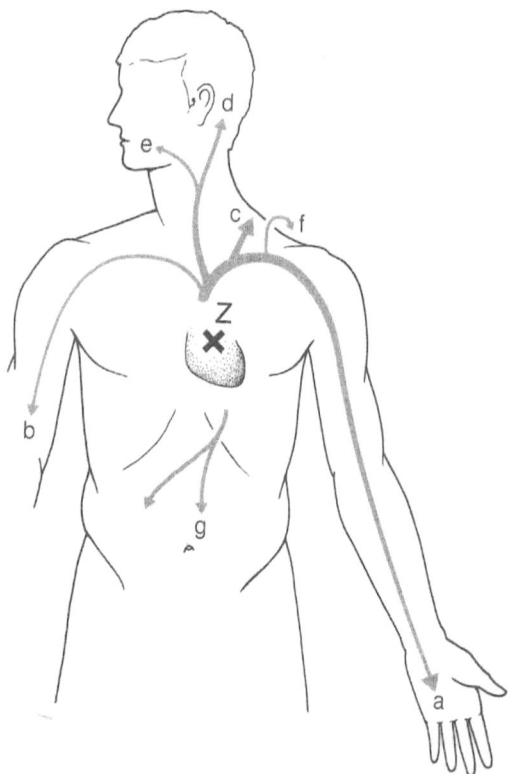

Abb. 12. Schmerzausstrahlung bei Angina pectoris vera. (Nach Mörl [45])

Denkbar ist auch eine Leitung des Impulses über den
N. phrenicus und über Vagusfasern.

Entsprechend diesem lokalen Erregungsmuster sind die Dermatome Th_1-Th_5 befallen: Präkordium, medialer Anteil des Oberarms, Unterarm, Ellbogen und Finger.

Die klinische Symptomatik weist darauf hin, daß hinsichtlich der Schmerzempfindung diese Areale sowohl *über-* als auch unterschritten werden können ([53], S. 276-278).

Die typischen Schmerzausstrahlungen bei echter Angina pectoris zeigt Abb. 12.

Frage 36
Welche klinische Bedeutung hat die subjektive Beurteilung des Herzschmerzes?

Der Patient muß genau über den Charakter des Schmerzes befragt werden. Es wird zwischen retrosternalem Druckgefühl, Brennen oder Oppressionen, die oft mit Atemnot einhergehen, differenziert. Fast nie empfindet der Patient Schmerzen an engumschriebenen Stellen. Eine exakte Lokalisierung des Schmerzpunktes mit dem Finger spricht gegen eine Angina pectoris vera (45).

Frage 37
Was ist unter einer „Pseudoangina pectoris" zu verstehen?

Während die echte Angina durch die typische Symptomatik und das Vorliegen einer organischen Gefäßerkrankung charakterisiert wird, ist die „Pseudoangina" ein Ausdruck für funktionelle Beschwerden ohne organischen Befund.

Zum Formenkreis der Pseudoangina pectoris zählen am häufigsten: Effortsyndrom, DaCosta-Syndrom, hyperkinetisches Herzsyndrom, neurozirkulatorische Dystonie und vasoregulatorische Asthenie.

In Tabelle 1 sind die 8 wichtigsten Parameter zur klinischen Differentialdiagnose des Herzschmerzes bei Angina pectoris vera, Myokardinfarkt und der „Pseudoangina" aufgeführt:

Tabelle 1. Zur Differentialdiagnose des Herzschmerzes. (Nach Michel [43])

Parameter	Angina pectoris vera	Myokardinfarkt	„Funktionelle Herzschmerzen" (DaCosta- oder Effortsyndrom)
Intensität des Schmerzes	Stark	Sehr stark bis unerträglich, Vernichtungsschmerz, Todesangst	Lästig, aber zum Aushalten
Subjektive Darstellung des Schmerzes	Teils als stark bezeichnet, teils bagatellisiert	Wortarm	Breit ausschweifend, aggravierend
Dauer des Schmerzes	1–15 min	20 min und darüber hinaus	Sekunden oder stundenlang, mitunter auch über Tage

Tabelle 1. (Fortsetzung)

Parameter	Angina pectoris vera	Myokardinfarkt	„Funktionelle Herzschmerzen" (DaCosta- oder Effortsyndrom)
Verhalten des Schmerzes bei Belastung	Zunahme	Belastung nicht möglich	Besserung
Charakteristik des Schmerzes	Beklemmend, krampfend, bohrend, drückend	Krampfartig, zusammenschnürend, Vernichtungsschmerz	unbestimmt, dumpf, „Herzstiche"
Lokalisation des Schmerzes	Retrosternal (3. und 4. Rippe links), Schultern u. a.	Retro-, substernal, ganzer Brustraum, Arme, Abdomen, Schultern, Hals	Herzspitze (punktförmige Angabe)
Auslösung der Beschwerden	Belastung, Aufregung, Ärger, Hetze, Kälte, opulente Mahlzeiten	Meist ohne erkennbare äußere Ursache	Emotionell („Überforderungssyndrom")
Nitroglyzerineffekt	Besserung, meist prompt	Keine Wirkung	Unverändert oder Placeboeffekt (evtl. Kopfschmerzen)
EKG-Veränderungen	Nur im Anfall: ST-Senkung	Typische Umformungen (evtl. aber erst nach Stunden)	Normal oder T-Veränderungen
Enzymanstieg	Fehlt (höchstens bei schweren Anfällen gering)	Deutlich	Fehlt

Frage 38
Welche Bedeutung hat die Anamnese in der Diagnostik der koronaren Herzerkrankung?

Allgemein muß gesagt werden, daß die Anamnese bei der koronaren Herzerkrankung stets einen Kompromiß bedeutet. Nimmt man die klassische Angina pectoris nach Heberden [23] als Beispiel, so kann man anamnestisch nur einen relativ kleinen Prozentsatz der Koronarkranken erfassen (niedrige Sensitivität), aber die erfaßten Patienten haben mit großer Wahrscheinlichkeit eine Angina pectoris vera. Aufgrund dieses diagnostischen Dilemmas wurde der Begriff der Angina pectoris erweitert mit dem Ziel, einen höheren Prozentsatz der Koronarkranken erfassen zu können. Diese Erweiterung des Anginabegriffs führte jedoch dazu, daß zwar wesentlich mehr Patienten erfaßt werden, aber ein erheblicher Anteil falsch-positiver Befunde in Kauf genommen werden muß (Sensitivität höher, Spezifität geringer), d. h. durch Modifikation der anamnestischen Kriterien wird die Treffsicherheit verändert [64].

Frage 39
Welche prognostische Bedeutung hat die ST-Streckenanhebung im EKG?

Bislang war man geneigt, einer Anhebung der ST-Strecke im EKG einen besonders hohen Krankheitswert beizumessen. Zahlreiche Untersuchungsergebnisse sprechen jedoch gegen diese Ansicht. Eine ST-Anhebung verschlechtert nämlich die Langzeitprognose hinsichtlich der Mortalität nach durchgemachtem oder Reinfarkt im Vergleich zu Senkungen der ST-Strecke keineswegs. Nur im 1. Jahr ist die Mortalität bei ST-Anhebung höher (3,8%) als bei ST-Senkung (1,0%). Ist das 1. Jahr überstanden, so ist die ST-Anhebung mit einer Mortalität von 1,7% prognostisch günstiger als die der ST-Senkung mit einer Mortalität von 5% [71].

Frage 40
Welchen Stellenwert hat der pharmakologische Test zur Erkennung einer ischämischen Herzerkrankung?

Der pharmakologische Test wurde Mitte der 70er Jahre von Tauchert [67] und Hilger [25] entwickelt.

Man ging von der Beobachtung aus, daß 1) die hochdosierte intravenöse Applikation von Dipyridamol bei Patienten mit koronarer Herzkrankheit einen Angina-pectoris-Anfall auszulösen vermag und 2) dieser Anfall durch Xanthinderivate wie z. B. Aminophyllin prompt kupert wird. Der Test fällt bei fast allen Patienten mit koronarer Herzkrankheit positiv aus, während er bei herzgesunden Probanden stets negativ ist, d. h. nach der Applikation von Dipyridamol treten keine pektanginösen Beschwerden auf.

Nach bisherigen Erfahrungen schätzt man den pharmakologischen Test mit Dipyridamol als eine einfach zu handhabende und gefahrlose Methode mit guter Treffsicherheit zur Erkennung von ischämischen Herzerkrankungen ein, die mit ca. 90% ein richtig-positives Ergebnis ohne falsch-positive Resultate liefert.

In der Vorfelddiagnostik der koronaren Herzkrankheit stellt dieser pharmakologische Test eine brauchbare Ergänzung dar, indem er einen fraglichen pathologischen EKG-Befund ergänzen bzw. den Belastungstest ersetzen kann, wenn letzterer nicht indiziert ist [25].

Frage 41
Ist eine effektive Frühdiagnostik der koronaren Herzerkrankung in der alltäglichen Praxis möglich?

Die Angina pectoris tritt nur dann auf, wenn die kritische Grenze zwischen O_2-Bedarf und O_2-Angebot erreicht bzw. überschritten ist. Da infolge strömungsmechanischer Regeln Koronarstenosen unter 70–75% Lumeneinengung hämodynamisch unwirksam bleiben, muß man damit rechnen, daß bei typischer Anginasymptomatik in etwa 90% der Fälle schon hochgradige Stenosen oder gar Okklusionen extramuraler Gefäße vorliegen. Daher erweist sich die Frühdiagnostik der koronaren Herzerkrankung in der Praxis als eine Illusion [1].

Frage 42
Welche Untersuchungen sind zur Begutachtung von Koronarpatienten erforderlich?

Da Anamnese, klinische Untersuchung und Ruhe-EKG eine Objektivierung der koronaren Herzkrankheit nur in sehr seltenen Fällen erlauben, muß die Diagnostik heute wesentlich erweitert werden, d. h. in einer Reihe von Fällen reichen auch die nichtinvasiven Untersuchungsmethoden nicht aus, um eine gesicherte Diagnose zu stellen und die Prognose des Patienten abzuschätzen [2].

In Tabelle 2 sind die erforderlichen Untersuchungsmethoden zur Begutachtung von Koronarpatienten nach Barmeyer [2] aufgeführt.

Tabelle 2. Untersuchungsmethoden bei der Begutachtung von Koronarpatienten. (Nach Barmeyer [2])

	Diagnose	Pathomorphologie	Myokardialer Funktionszustand
Absolut notwendig	1. Anamnese 2. klinischer Befund 3. Risikofaktore 4. Ruhe-EKG 5. Belastungs-EKG 6. Nativröntgen 7. Echokardiographie **wenn Klärung durch 1)–7) nicht möglich:**	1. Klinischer Befund 2. Ruhe-EKG 3. Herzvolumen 4. Echokardiographie **wenn Klärung durch 1)–4) nicht möglich:**	1. Anamnese 2. Klinischer Befund 3. Belastungs-EKG 4. Echokardiographie 5. Mikroherzkatheter (Ruhe und Belastung)

Tabelle 2. (Fortsetzung)

	Diagnose	Pathomorphologie	Myokardialer Funktionszustand
Wünschenswert	8. Koronarangiographie einschließlich Lävokardiographie 9. Myokardszintigraphie 10. 24-h-Langzeit-EKG	5. Koronarangiographie 6. Lävokardiographie	6. Radionuklidangiographie 7. Lävokardiographie

Frage 43
Welche kardiovaskulären Effekte hat eine Sympathikotonie?

Erhöhte Reizbarkeit bzw. gesteigerte Sympathikusaktivität führt zu folgenden Effekten:

Steigerung von
Herzfrequenz,
Kontraktilität,
Herzstoffwechsel,
peripherem Widerstand,
arteriellem Druck,
Nachbelastung (Auswurfwiderstand),
Venentonus und Füllungsdruck.

Alle Reaktionen führen zu einer Erhöhung des Durchblutungsbedarfs und damit in Richtung Koronarinsuffizienz bei limitierter Koronarreserve.

Das Koronarsystem zeigt
an den Arteriolen Dilatation durch Herzstoffwechselsteigerung und zirkulierendes Adrenalin, an den epikardialen Arterien geringe Konstriktion durch α-adrenerge Sympathikuswirkung [4].

Frage 44
Wie häufig tritt ein Infarkt im rechten Ventrikel auf, und welches sind die differentialdiagnostischen Hinweise?

Einen isolierten Myokardinfarkt im rechten Ventrikel sieht man selten. Die Frequenz inferoposteriorer Infarkte liegt bei 10–34% der Fälle.

Klinisch prävaliert das Rechtsherzversagen, häufig mit Zeichen einer arteriellen Hypertonie. Zeichen einer Linksinsuffizienz fehlen. Differentialdiagnostisch sind Verwechslungen mit pulmonaler Hypertonie, Lungenembolie, Perikardkonstriktion und Herztamponade auszuschließen. Als Hilfsmittel eignen sich hierzu die Echokardiographie und die herzphasengesteuerte Sequenzszintigraphie [52].

Frage 45
Welche Aussagekraft haben echokardiographische Untersuchungen bei koronarer Herzkrankheit und Myokardinfarkt?

Die Aussagekraft der Echokardiographie ist bei koronarer Herzkrankheit sehr begrenzt, besonders wenn man die üblichen dynamischen Belastungsverfahren anwendet.

Auch beim Myokardinfarkt ist die Einsatzmöglichkeit der TM-Echokardiographie infolge der auf basisnahe Regionen beschränkten Einsicht in den linken Ventrikel begrenzt.

Mit der 2-D-Echokardiographie (2dimensionale Echokardiographie) ist jedoch unter Nutzung mehrerer Echofenster ein Überblick über den ganzen Ventrikel möglich, so daß sowohl im akuten als auch im chronischen Infarktstadium eine hohe Ausbeute an positiven Befunden erzielt werden kann. Insbesondere lassen sich Infarktkomplikationen wie Aneurysma, Pseudoaneurysma, linksventrikuläre Thromben und Perikardexsudate mit großer Sicherheit darstellen.

Eine endgültige Bewertung der Methode ist jedoch zur Zeit noch nicht möglich [62].

> **Frage 46**
> Wie ist die Prognose von Patienten, bei denen infolge einer diffusen Koronarsklerose nicht mehr die Indikation für eine transluminale Angioplastik oder Bypassoperation vorliegt?

Fischer et al. [13] berichteten 1982 über eine Gruppe von 128 Patienten, bei denen wegen diffuser Koronarsklerose und/oder schlechter linksventrikulärer Funktion eine aortokoronare Bypassoperation abgelehnt werden mußte.

Die Patientengruppe wurde über einen Zeitraum von im Mittel 43 Monaten kontrolliert und hinsichtlich ihres Überlebens auf prognostisch bedeutende Faktoren und Lebensqualität untersucht.

Entsprechend einer jährlichen Sterberate von 10% lag die Fünfjahresüberlebensrate des Gesamtkollektivs bei 53%. Prognostisch erwiesen sich lediglich die linksventrikuläre Auswurffraktion und der linksventrikuläre enddiastolische Druck in Ruhe für das Überleben als hoch relevant. Weder Alter oder durchgemachter Infarkt, noch die Zahl der betroffenen Gefäße hatten Einfluß auf die Prognose.

Trotz inoperabler koronarer Herzerkrankung waren bei der Kontrolle 50% der überlebenden Patienten weitgehend beschwerdefrei oder nur bei erheblicher Belastung durch anginöse Beschwerden limitiert (NYHA-Klasse I und II) und 61% der im arbeitsfähigen Alter stehenden Patienten benötigten eine z. T. intensive antianginöse Dauertherapie [13].

Frage 47
Was versteht man unter einem kardiovaskulären Schocksyndrom?

Dieser Terminus bezeichnet das Versagen mehrerer Organe infolge einer akut unzureichenden nutritiven Versorgung lebenswichtiger Organe.

Die verminderte Perfusion der kapillären Strombahn wird im wesentlichen von 4 Faktoren bestimmt:
- verminderte Auswurffraktion,
- vermindertes Blutvolumen,
- arterioläre und postkapilläre Vasokonstriktion bzw. Öffnung von arteriovenösen Shunts,

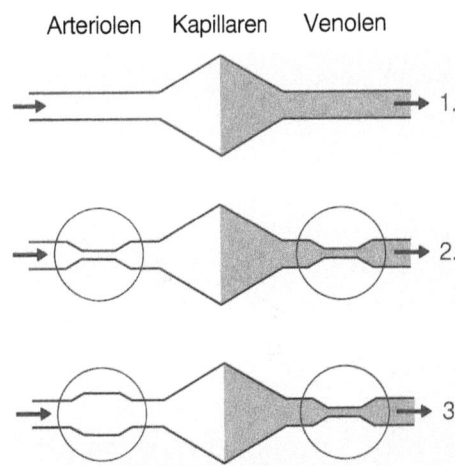

Abb. 13. Schockspezifische Änderung der Endstrombahn („Vasomotion"). *1* Normalzustand, *2* Anfangsphase des Schocks mit prä- und postkapillärer Vasokonstriktion, Abfall des hydrostatischen Drucks, Verminderung der kapillären Perfusion und kompensatorischem Flüssigkeitseinstrom, *3* fortgeschrittener Schock mit Weitstellung der präkapillären Sphinkter und Ausflußbehinderung durch Engstellung der postkapillären Sphinkter sowie prästatischen Viskositätsanstieg in den Venolen

- Störungen in der kapillaren Endstrombahn (s. Abb. 13).

Pathogenetisch steht hier die starke Verringerung der Auswurffraktion an erster Stelle (Pumpversagen).

Beim kardiogenen Schock beträgt die Letalität etwa 80% [38, 47].

Zur wichtigsten Erkenntnis bezüglich der Pathophysiologie des Schocks zählt, daß die Gefahr nicht so sehr von seiten der Vasomotorik als vielmehr von seiten des mangelnden Blutvolumens droht.

Frage 48
Was sind die häufigsten Ursachen des kardiogenen Schocks?

Zu den häufigsten Ursachen zählen (nach [38])

1) Ischämische Herzerkrankungen:
- vermindertes O_2-Angebot (u. a. akuter Myokardinfarkt, Hypoxie, Arteriitis),
- erhöhter O_2-Bedarf (u. a. abnorme Druckbelastungen, abnorme Volumenbelastungen);

2) Herzmuskelerkrankungen:
- Hypertrophie und Dilatation (Hypertonie, angeborene und erworbene Vitien),
- infektiöse Karditiden (bakterielle- und Viruskarditis),
- Immunkardiomyopathien (systemische Kollagenosen);

3) Spätstadien von Kardiomyopathien;

4) Pharmakologisch-toxische Substanzen:
β-Rezeptorenblocker, Barbiturate, Analgetika, Antiarrhythmika, Inhalationsnarkotika, Äthanol, Adriamycin.

Frage 49
Was versteht man unter einer Wenckebach-‚second-wind'-Angina?

Hier handelt es sich um eine Variante der Angina pectoris, bei der der drohende Anginaschmerz durch Fortsetzung leichter körperlicher Betätigung aufgehoben bzw. vermieden werden kann („walk through").

Ursächlich wird eine verzögerte Dilatation von Koronargefäßen und Kollateralen bzw. Anastomosen diskutiert ([53], S. 286).

Frage 50
Was versteht man unter Mikroangiopathien, und was sind ihre Ursachen?

Mikroangiographien sind pathologisch degenerative Veränderungen an den kleinsten myokardialen arteriellen Gefäßen.

Nach Rahlf [51] existieren im Myokard 2 Typen von Arterien: solche vom Compactatyp mit kreisförmig in der Media angeordneten glatten Muskelzellen und solche vom Papillarmuskeltyp mit longitudinal angeordneten glatten Muskelzellen, die oft als Bündel in der verdickten Media erscheinen. In den Trabekeln findet man Mischformen.

Bei den degenerativen Erkrankungen findet man in den Arterien vom Compactatyp als pathologisches Substrat PAS-positive Polster mit mesenchymalen Zellen, während der Papillarmuskeltyp eine Degeneration der glatten Muskelfasern mit einer Intima- und Mediafibrose aufweist. Der Durchmesser des Gefäßlumens ist meist eingeengt. Als Ursachen werden entzündliche, degenerative, metabolische, thrombotische und embolische Prozesse angenommen [51].

> **Frage 51**
> In welchem Alter ist das Vorkommen von Mikroangiopathien am häufigsten, und welche Symptome treten in Erscheinung?

Mikroangiopathien werden mit dem Alter häufiger. Bei 80jährigen können nach Tauchert [67] in 90% der Fälle solche pathologischen Gefäßveränderungen beobachtet werden.

Diabetes und Hypertonie zählen hier zu den begünstigendsten Faktoren, da bei diesen Erkrankungen Mikroangiopathien schon im 4. und 5. Lebensjahrzehnt auftreten können.

Mikroangiopathien weisen die typischen Symptome einer koronaren Herzkrankheit auf. Neben den gleichen subjektiven Beschwerden findet man auch im EKG Zeichen einer Myokardischämie. Der koronare Blutfluß liegt in Ruhe unter der Norm des Blutflusses bei Gesunden und Koronarkranken. Im Gegensatz zur koronaren Herzkrankheit findet man im Koronarangiogramm keine arteriosklerotischen Stenosen [51].

Frage 52
Wie beurteilt man heute den Begriff „Altersherz" aus pathophysiologischer und klinischer Sicht?

Der Ausdruck „Altersherz" umfaßte ursprünglich alle pathologischen Prozesse an der Intima der Koronarien und des Endokards, die sich als krankhafte Veränderungen im zeitlichen Zusammenhang mit dem physiologischen Altern klinisch manifestieren.

Bei uncharakteristischer Symptomatik und meist unspezifischen diagnostischen Kriterien sollte der Begriff „Altersherz" eine verringerte Anpassung, Leistungsfähigkeit und Anfälligkeit des kardiovaskulären Systems älterer Menschen kennzeichnen, ohne daß dadurch ein klar abgrenzbarer und behandlungsbedürftiger Zustand definiert werden konnte [63].

Heute gilt es als gesichert, daß die Funktion des Herzens durch das Altern nicht bedrohlich beeinträchtigt wird, da es in effizienter Weise auf Belastungen antwortet [17, 35].

Das Gleichgewicht zwischen morphologischer Struktur und Funktionsfähigkeit wird nicht durch altersbedingte physiologische, sondern nur durch ansich *altersunabhängige* pathologische Prozesse gestört. Nur: diese Prozesse koinzidieren erheblich mit dem erreichten Alter. So verbergen sich hinter dem Begriff Altersherz in mehr als 80% der Fälle mehr oder weniger leichte Symptome einer koronarsklerotischen und/oder hypertensiven Kardiomyopathie mit oder ohne Insuffizienzzeichen [43]. Diese Erkrankung gilt es zu erkennen, diagnostisch einzuordnen und so zu behandeln wie bei jüngeren Patienten mit gleicher Symptomatik und Epidemiologie.

Frage 53
Ist der pathophysiologische Mechanismus der Gefäßschädigung durch Zigarettenrauchen bekannt?

Bekannt ist, daß die Schädigungen an der arteriellen Gefäßwand v. a. durch das Kohlenmonoxid verursacht werden. Mit Hilfe der Densitometrie konnte in den Arteriolen des Herzens eine Vermehrung der Kollagene und eine Hyperplasie der glatten Muskelzellen beobachtet werden, die zur Verdünnung der Gefäßwand führen.

Man nimmt auch an, daß ein durch Rauchen induzierter Thrombozytenfaktor die Proliferation der Muskelzellen auslöst oder zumindest begünstigt.

Signifikante Unterschiede bezüglich der Gefäßschädigung bei Rauchern und Nichtrauchern konnte nur an den arteriellen Gefäßen des Herzens und der Niere festgestellt werden, wobei eine deutliche Abhängigkeit der Schwere der Gefäßschädigung von der Zigarettenzahl, die täglich geraucht wurde, besteht. Schon bei mäßigem Rauchen (etwa 15 Zigaretten pro Tag) konnten Schädigungen an der Gefäßwand der Arteriolen festgestellt werden [46].

Frage 54
Ist die Aufklärung der Laienbevölkerung über die Risikofaktoren für die koronare Herzkrankheit wirklich erforderlich?

Die Zahl der heute aufgeführten, erwiesenen und fraglichen Risikofaktoren für die Entstehung der Koronarsklerose bzw. für eine Begünstigung der Prozeßprogression ist bemerkenswert. Diskriminanzanalysen verschiedener retrospektiver Studien erwecken zwar den Anschein, als könnte man Personen mit hohem Risiko, an koronarer Herzkrankheit zu erkranken, vorausbestimmen, jedoch stellt sich die Frage, welchen Sinn diese Erkenntnis hat, denn der informierte Laie wird weitgehend neurotisiert bzw. verängstigt, wenn man ihm mitteilt, wie hoch sein Risiko ist, wie lange er vermutlich noch zu leben hat oder daß eine Dreigefäß- oder Hauptstammerkrankung eine besonders schlechte Prognose haben.

Die Kenntnis der Risikofaktoren sollte sich daher bei der etwas problematischen Aufklärung der Laienbevölkerung nur auf die tatsächlich gefährdeten Personen beschränken. Unbestritten gelten heute als Risikofaktoren Hypertonie, pathologische Lipidparameter und Zigarettenrauchen. Die größte Gefahr besteht darin, daß solche Personen den plötzlichen Herztod infolge einer Rhythmusstörung erleiden können [27].

> **Frage 55**
> Bekanntlich zählt der Mangel an körperlicher Bewegung zu den Hauptrisikofaktoren der koronaren Herzkrankheit: Welche Ausbelastungen werden zur Prophylaxe und welche bei Koronarpatienten empfohlen?

Zur Prävention empfiehlt sich schon nach dem 30. Lebensjahr eine Belastungsintensität von etwa einem Drittel der maximalen Auslastung. Als Richtlinie gilt für die maximale Auslastung eine Pulsfrequenz von 200/min *minus* Lebensalter. Allerdings unterliegen diese Richtlinien erheblichen individuellen Schwankungen. Zur Harmonisierung der vegetativen Reaktionslage genügt eine tägliche Belastung von 5-10 min. Um eine physische Leistungsverbesserung und metabolische Anpassung zu erreichen, ist eine Dauerbelastung von 20-30 min 4mal wöchentlich erforderlich.

Für *Koronarpatienten* sind jedoch mäßige, dem individuellen Empfinden angepaßte Belastungen zu empfehlen. Empfehlenswerte Belastungsformen sind Spaziergänge, Wandern, leichtes Laufen oder Schwimmen, Radfahren auf geeigneten Strecken (Waldgebiete im Flachland) und Skilanglauf (3-6 km pro Tag).

Zu vermeiden sind isometrische Kraftübungen mit Hanteln oder Expander, Liegestütze und Klimmzüge, aber auch plötzliche wechselartige Belastungen, wie bei verschiedenen Ballspielen. Die größte Gefahr liegt darin, daß durch die plötzliche oder zu starke isometrische Belastung die das Atherom überlagernde Deckplatte zerreißt und der Atherominhalt eine Gefäßthrombose auslöst [29].

Literatur

1. Bachmann K (1975) Grenzen der diagnostischen Möglichkeit. Verh Dtsch Ges Kreislaufforsch 41: 66-73
2. Barmeyer J (1984) Was bei der Begutachtung von Koronarpatienten zu beachten ist. Herz Gefäße 4: 11
3. Baroldi G (1966) ... Heart J 71: 826
4. Bassenge E (1980) Pathophysiologische Aspekte der Koronarinsuffizienz. Euromed 20/9: 527-530
5. Berger RL, Stary HC (1971) Anatomic assessment of operability by the saphenous-vene bypass operation in coronary-artery disease. N Engl J Med 285: 248-252
6. Blumgart HL (1947) Dequestion of „spasm" of the coronary arteries. Am J Med 2: 1295
7. Büchner F (1932) Die Rolle des Herzmuskels bei der Angina pectoris. Beitr Pathol Anat 89: 644-667
8. Czapo G (1980) Konventionelle und intrakardiale Elektrokardiographie. Documenta Geigy, Wehr/Baden
9. Demany W et al. (1967) Correlation between coronary arteriography and the postexercise electrocardiogramm. Am J Cardiol 19: 526
10. Dietrich EB et al. (1967) Surgical significance of angiographic patterns in coronary arterial diseases. Circulation (Suppl I) 35/36: 155-162
11. Dietrich S, Schwiegk H (1933) Das Schmerzproblem der Angina pectoris. Klin Wochenschr 135-138
12. Edwards JE (1969) ... Circulation (Suppl IV) 5: 39-40
13. Fischer M et al. (1982) Prognose und Verlauf bei Patienten mit fortgeschrittener, inoperabler koronarer Herkrankheit. Schweiz Med Wochenschr 112: 45
14. Fleckenstein A, Fleckenstein-Grün G (1981) Kalzium-Antagonismus, ein neues Wirkungsprinzip in der Koronartherapie. MMW (Suppl I) 123: 5-15
15. Franz IW (1979) Das Elektrokardiogramm während der ergometrischen Leistung. Med Klin 74: 896
16. Franz IW (1982) Elektrokardiogramm bei Ergometrie. Dtsch Med Wochenschr 107/25: 994

17. Frenzel H, Hust M (1982) Morphologie des alternden Herzens. In: Störner A, Lang E, Michel D (Hrsg) Schwerpunkte in der Geriatrie, Bd 7. Banaschewski, München
18. Freudenberg H, Lichtlein PR (1981) Das normale Wandsegment bei Koronarstenose - eine postmortale Studie. Z Kardiol 70: 863
19. Geiringer E (1951) Demural coronary. Am Heart J 41: 359-368
20. Grosse-Brockhoff F et al. (1960) Angeborene Herz- und Gefäßmißbildungen. In: Schwiegk H (Hrsg) Herz und Kreislauf. Springer, Berlin Heidelberg New York (Handbuch der inneren Medizin, Bd 9/3, S 105)
21. Gutheil H, Singer H (1982) Herzrhythmusstörungen im Kindesalter. Thieme, Stuttgart New York, S 4
22. Hauss HW, Hülsing GJ, Gerlach U (1968) Die unspezifische Mesenchymreaktion. Thieme, Stuttgart
23. Heberden W (1972) Some account of a disorder in the heart, vol 2. Medical Transactions College of Physicians, London, pp 59-67
24. Hegemann G (1970) Die chirurgische Behandlung der Koronarsklerose. Therapiewoche 20/38: 2173
25. Hilger HH (1976) Ischämische Herzerkrankungen: Analyse verschiedener Formen. Diagnostik 9: 695-698
26. Hort W et al. (1977) Postmortale Untersuchungen über Lokalisation und Form der stärksten Stenose in den Koronararterien und ihre Beziehung zu den Risikofaktoren. Z Kardiol 66: 333
27. Kaindl F, Kühn P (1973) Neueres auf dem Gebiet der Angina pectoris. Wien Med Wochenschr 123/24: 373-378
28. Kaltenbach M, Lichtlein PR (1971) Coronary heart diseases. Thieme, Stuttgart
29. Kindermann W (1983) Koronarpatienten: Vorsicht beim Ballspielen! Vortrag am Kongreß zur deutschen Therapiewoche, 4.9. 1983, Karlsruhe
30. Kober G et al. (1984) Schwere der Myokardischämie, Infarktgröße und Prognose in Abhängigkeit vom Ausmaß und Lokalisation von Koronarstenosen. Herz Kreislauf 12: 605-613
31. Kübler W (1969) ... Bibl Cardiol 22
32. Lamont Mc NE, Posel K (1970) ... S Afr Med J 44: 123
33. Lewis T (1931) Angina pectoris associated with high blood pressure and its relief by amylnitrite with a note a Nothnagel's syndrome. Heart 15: 305
34. Lichtlein PR (1976) Coronary spasm during angiographie. In: Coronary angiographic and angina pectoris. Thieme, Stuttgart

35. Linzbach AE, Akuamoa-Boateng E (1973) Die Altersveränderungen des menschlichen Herzens. Klin Wochenschr 51: 156
36. Lorrell B et al. (1979) Right ventricular infarction. Clinical diagnosis and differentation from cardiac tambonade and pericardial constriction. Am J Cardiol 43: 465
37. Lown B, DeSilva RA (1980) Is coronary arterial spasm a risk factor for coronary arteriosclerosis? Am J Cardiol 45: 901
38. Lüderitz B (1982) Herzrhythmusstörungen beim Schock. Internist (Berlin) 23: 425–432
39. Lüdingshausen M von (1981) Verteilungsmuster und Verkalkungsherde der Herzkranzarterien und ihre Beziehung zu den Arterien des Sinus- und Atrioventrikularknotens. SM 4: 10
40. Marzilli M et al. (1980) Some clinical conciderations regarding the relation of coronary vasospasm to coronary arteriosclerosis: A hypotetical pathogenesis. Am J Cardiol 45: 882
41. Maseri A et al. (1975) Coronary arteryspasm as a cause of acute myocardial ischemia in man. Chest 68: 623
42. Mellerowicz H, Franz IW (Hrsg) (1982) Kalibrierung, Standardisierung und Methodik in der Ergometrie. Perimed, Erlangen
43. Michel D (1983) Herz, Kreislauf. In: Platt D (Hrsg) Handbuch der Gerontologie. Fischer, Stuttgart
44. Michel D (1984) „Altersherz" - Kontroverse ohne Ende? Herz Gefäße 4/7: 401–402
45. Mörl H (1977) Koronare Herzkrankheiten: Angina pectoris. Med Forum 114: 69
46. Oberai B et al. (1984) Myocardial and renal arteriolar tickening in cigarettesmokers. Arteriosclerosis 52: 185
47. Osler W (1910) Lumleian lecture on angina pectoris. Lancet I
48. Paul NE (1971) ... Circulation 43: 7
49. Polacek P, Zechmeister A (1968) The occurence and significance of myocardial bridges and loops on coronary arteries. Acta Fac Med Univ, Bruneses, p 34
50. Rafflenbeul W, Lichtlein PR (1982) Zum Konzept der „dynamischen" Koronarstenose. Z Kardiol 71: 439–444
51. Rahlf G (1980) Vortrag am Symposium für Mikrozirkulation des Herzens. Microcirculation Working Group of the European Society of Cardiology, Heidelberg, 24.–27. Januar
52. Riecker G (1980) Einführung zum Thema. Internist (Berlin) 21: 633–635
53. Riecker G (1982) Klinische Kardiologie, 2. Aufl. Springer, Berlin Heidelberg New York, S 147, 261, 276–278, 288–289

54. Riecker G et al. (1971) Aktuelle Probleme der Pathogenese und Therapie verschiedener Schockformen in der inneren Medizin (Symposium). Verh Dtsch Ges Inn Med 77: 1249
55. Roberts WC, Buja LM (1969) ... Circulation 3: 39-40
56. Roskamm H et al. (1972) Die Indikationen zur Koronarangiographie. Herz Kreislauf 4: 315
57. Ross R, Glosmer J (1976) The pathogenesis of arteriosclerosis. N Engl J Med 295: 369
58. Rotschild MA, Kissen M (1933) Induced general anoxemia causing ST-deviation in the electrocardiogram. Am Heart J 8: 745
59. Schapper J (1977) Kollateralen im Koronarkreislauf. Med Forum 1/4: 85
60. Schlesinger HJ, Zoll PM (1941) Incidence of localisation of coronary artery occlusions. Arch Pathol 32: 178-188
61. Schulz W, Kober G (1981) Koronare Herzkrankheit. DIA 7: 31-50
62. Sigel H et al. (1983) Elektrokardiographie in der Differentialdiagnose des Brustschmerzes. SM 6/3
63. Spang K (1964) Altersherz und seine Behandlung. Verh Dtsch Ges Inn Med 70: 165
64. Spiel R, Enenkel W (1977) Objektivierung der koronaren Herzkrankheit und koronartherapeutischer Interventionen. Geriatrie 7/6: 295-300
65. Spodick DH (1971) ... Cardiovasc Res 80
66. Stolte M (1981) Anatomie und Pathologie der Koronararterien. Perimed, Erlangen, S 10, 22-24, 27, 30, 31, 57, 90, 122-123
67. Tauchert M (1980) Vortrag am Symposium für Mikrozirkulation des Herzens. Microcirculation Working Group of European Society of Cardiology. Heidelberg, 24.-27. Januar
68. Vlodavecz Z, Edwards JE (1971) Pathology of coronary arteriosclerosis. Progr Cardiovasc Dis 14: 256
69. Wenckebach KF (1924) Angina pectoris. Perles, Wien
70. Yasue H et al. (1979) Circadian variation of exercise capacity in patients with Prinzmetal's variant angina: Role of exercise-induced coronary arterial spasm. Circulation 59: 938
71. Zeh H (1980) ST-Hebung und Präexzitationssyndrom. MMW 122 43: 1486

MIX
Papier aus verantwortungsvollen Quellen
Paper from responsible sources
FSC® C105338

If you have any concerns about our products,
you can contact us on
ProductSafety@springernature.com

In case Publisher is established outside the EU,
the EU authorized representative is:
**Springer Nature Customer Service Center GmbH
Europaplatz 3, 69115 Heidelberg, Germany**

Printed by Libri Plureos GmbH
in Hamburg, Germany